整型檯上的人生

「看不出來」的完美，最痛苦。

怎樣的結果才叫成功？

法國整型外科女醫師
伊莎貝拉·薩爾法提（Isabelle Sarfati）——著
黃明玲——譯

HISTOIRES PLASTIQUES

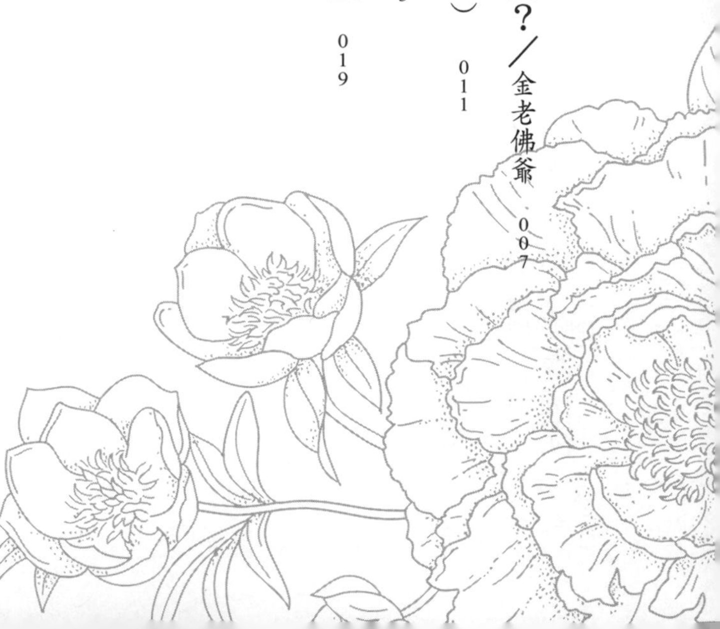

目錄
CONTENTS

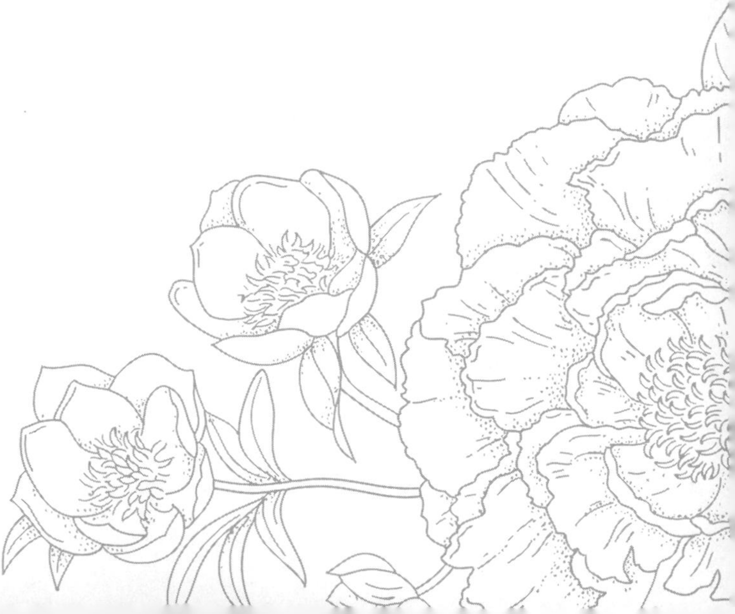

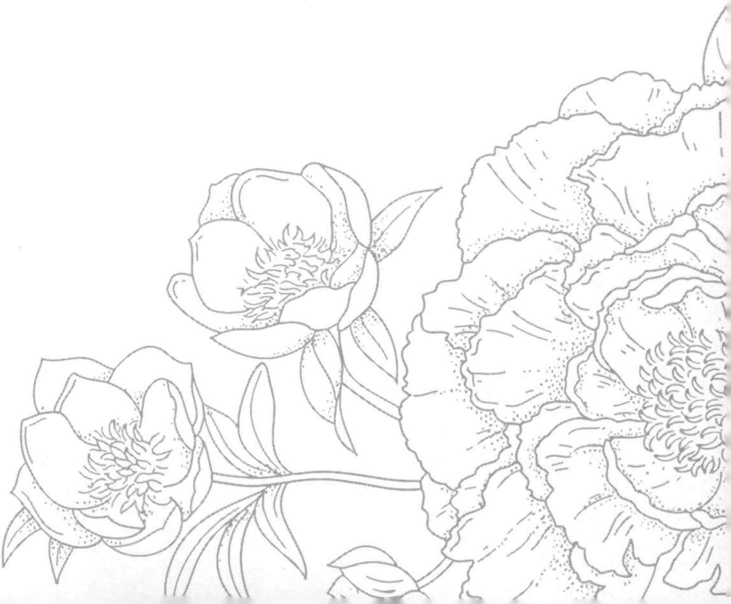

推薦序一

你是自己想要整型，還是別人要求的？

知名臉書部落客／金老佛爺

人人都愛美，只是你是置身事外，還是參與其中？如果我們把美這個字，在前面多加一個「醫」字，難道就不美了？其實那只是對人工美的一種誤解，而誤解本身來自於不了解。

如果你喜歡看不同題材的電影，那麼二〇〇六年的一部韓國電影《醜女大翻身》，你可能會有印象。金亞中在劇中飾演一位因為需求而去改造的女歌手，雖然改造後享受了成功的虛榮，也積極展開新生活，但在華麗的外表下，每當她面對自己時，反而更加想念從前的自己——一位即使不受歡迎，但純真、善良又真實的自己。活在虛榮之中的空虛，讓她開始面對全新的自己，同時接受、包容過去的自己，並在最盛大的演唱會現場，帶著勇氣以及歉意，誠實公開自己的過去。當時這一幕感動了許多人，也讓許多人對於整型的不良觀感有所反思；而在我的記憶中，過去韓國就和臺灣一樣，「整型」是一件不能公開也不好面對的事情，很少看到臺灣影劇去挑動這個容易引來反感的社會議題。

當我們開始對整型有所認識，相關產業的興起就像智慧型手機一樣，改變的是每個人的生活。在臺灣或韓國，你到捷運站，一定有這樣的感受：怎麼那麼多人低著頭？每個人都專注於自己手上的內容。其實，我覺得整型也一樣，本書探討許多整型情況與案例，身為一位被看待成有整型傷害的人來說，能有機會寫序，真的感覺非常榮幸，我應該也很有資格聊這個話題吧！

在看過這麼多案例後，加上我身邊朋友以及我親身的經歷，我認真覺

推薦序一　你是自己想要整型，還是別人要求的？

得，不要小看整型。我認為整型是一種上天的恩賜，或是上天給予人改變的機會，當我們越了解整型，你會發現不是有錢就可以隨心所欲，例如頭型無法改變、關係到性命的整型就不值得去冒險……所以不是願意花錢，就一定如你所願。整型本來就會有缺點，但不可否認的是，整型也會帶來正面的事，而且我們可以整的永遠是虛幻的外表，不能改變愛護或傷害別人的心。先不要去想透過整型會改變什麼，又有哪些影響，先來讀讀這本書吧！關於這本書，我最欣賞的反思是：你願意勇於改變，還是隨波逐流？你為自己而活，還是順從他人想要的而活呢？

本書同時讓我想到，當初我朋友去韓國醫院整型，在幫忙、陪同的過程中，我參與了她改變的整個過程；看到我朋友術後的美麗模樣，真的深深吸引了我，我也因此充滿勇氣的去實現這個想法。當我公開整型的心得，坦承自己是因為看到弟弟去整鼻子，變得好看又自然，才也想利用整型改善塌鼻時，曾經面對許多保守人士的攻擊。後來，我因人群推擠而跌倒、臉部正面直接與地面親密接觸，使得鼻內矽膠歪掉，從此鼻頭漸漸上縮，讓我擁有「特別」的朝天鼻。這個意外讓網民的攻擊情況更加嚴重，有人嘲笑我，也有人謾罵我，更有甚者，說我身為公眾人物卻做了不良示範。這些留言當然讓我哭笑不得，但我更想向他們說：整型和你想的不一樣，即使為我帶來不便與傷害，但也為我帶來了成長，以及誠實面對自己的勇氣，讓我能不受他人有色眼光的影響，所以若再給我一次機會，我仍會選擇整型。

雖然整型不能直接改變你的想法和人生，但透過這本書，你不只更認識整型，對於最真實的醫美人生，也會印象深刻。

推薦序二

名為「契機」的手術

知名臉書部落客／**律師娘（林靜如）**

每個行業都有它的心情故事，當你接觸到人，就會感覺到溫度，也有機會讀到別人的際遇，再從別人的際遇裡看見自己的選擇。

本書作者是一位整型外科醫師，在工作中，她看見了每個人在自己的人生中，是怎麼看待自己的，也一窺每個人想要逃避的過去與現實。

很多時候，我們似乎得跟現實妥協，但有時，當我們看到一線生機，想從殘酷的現實中脫逃的心情就會油然而生。

為什麼想要整型？我想一定都是為了改變什麼、或去除什麼，但或許，對我們既有的、不滿意的人生，也可以不用選擇掩蓋，而是利用某種形式的添加，讓它不再是汙點，轉為屬於自己特有的紀錄。像是〈減輕被自己身體背叛的挫折感〉這篇中多次企圖自殺的女孩，不想讓手上的疤痕洩露她不堪的過去，但身為整型醫師的作者，對於無法完全去除傷疤的克服方式，竟是建議她添加新傷痕，讓舊傷不再重複訴說她不滿意的人生。

很多人對於整型的想法或許是：你為什麼不乾脆接受本來的自己？你為什麼不愛父母給你的自己？

透過本書，**我對整型有了另一種觀點——認識自己不見得要接受自己，你也可以選擇改變自己，擁抱不一樣的人生**。

身體不只是身體，當你望著鏡中的那個人，心中一定有著某種評價，那不見得只是來自於外表，而是你對人生一路走來的想法。要不要去改變，都是一種自由，不用在乎別人的看法，重要的是了解怎麼做，自己才會比較開心。

例如作者本人，也做整型手術。最一開始，她滿足於原生的軀體，然而生完孩子後，她開始對自己沒有自信，也不再打扮，家人因而對她頗有微詞。於是她克服了對胸部填充物的恐懼，幫自己製造了一對夢想中的乳房，卻在幾天的虛榮後，開始發現這對「理想」的乳房並不適合自己，即使自己的丈夫讚譽有加，她還是取出了植入的填充物。

但一切並沒有結束——她持續反覆在乳房從無到有、從有到無的過程裡，最後又把刀動到身體的其他部位上。

書中的故事，點出了每個人生中的盲點與徬徨。其實，整型手術只是一個契機，當你想找到自己真正的想望，必須先認識自己心裡的弱點與恐懼，改變才能找到意義。

推薦序三

整型，整的不只是外型

整型醫師、尼斯診所執行長／王祚軒

「整型美容手術，也可以是讓人邁向自由的一種方式。」

作者伊莎貝拉的這句話，讓我意猶未盡，腦海中閃過了行醫多年的好多畫面。從學校、實習、住院醫師到考上外科專科、升上總醫師，我一直認為治病就是殺死細菌和病毒、切除腫瘤，如此挽救衰老壞死的器官，就連精神科醫師也是利用藥物在治療不平衡的腦內因子。

直到成為主治醫師，開始有了門診，並和病患、家屬有最直接的面對面接觸，我才逐漸體會「治病治心」的道理——病患的心理狀態很重要，甚至可以直接影響手術的結果。

十三年前，我從外科、泌尿科，逐漸轉變成以微整型為主，更直接的實踐了這個想法。早期的整型，其實更明確的說是「重建」，治療傷疤、或是修補一些因外力造成的傷害；而現今的整型包含微整型、醫美，已經快要演變成日常生活中的一部分了，就像做指甲、燙染頭髮那樣平常。但是，大部分的醫美整型畢竟是侵入性醫療，所以如果醫師與病患之間沒有良好的溝通，就會衍生出很多問題，但這裡的問題，其實並非手術失敗，而是沒有讓病患獲得真正的自由。

每個人對美的定義不同，在意的點也不盡相同，我在面對每一個新病患時，都會花很多時間聆聽他們的故事；因為我們所追求的不是醫師喜歡的外表，而是病患每天晚上洗完臉、照鏡子時，能夠對自己的長相充滿自信，或是每次脫光衣服時，能夠滿意自己的身材（即使臉上或身上藏有一些疤痕）。要了解每個病患的需求，絕對不是背熟教科書就行，而是要進入他的生活、融入他的故事當中，才能整出他的自信。本書裡有個七十歲的婦人來隆乳，如果你不了解她的故事，肯定會把她當成瘋子。但這讓我想到我母親六十八歲時，我問她想不想做點什麼？我以為她會說除皺、拉皮等變年輕的項目，沒想到她要的是「玻尿酸隆鼻」——想要高挺鼻子的心願已經在她心裡五十年了。這些「心之所向，身之所往」的例子，都不是教科書上會寫的。

伊莎貝拉把自己的人生融入了整本書裡，從實習到變成獨當一面的醫師，還巧妙的穿插了自己也變成病患的經歷、術後和家人的相處，彷彿重現了我一部分的人生。我在七年前施行體雕抽脂手術的隔天，也是若無其事的和父母吃飯（他們並不知情）、參加節目的錄影。訓練新的微整型醫師時，我在第一堂課也一定會說：「想成為好的微整型醫師，必須先當病人被扎個兩針。」唯有體會過病患的感受、嘗試過肉毒桿菌素慢慢作用的過程、玻尿酸打壞的不自然等情況，你才能在幫病患做任何治療時，加倍小心、設身處地的為病患著想，而不是只想著趕快結束工作。

所有從事醫美整型相關行業的人，都應該看這本書；所有想要整型的人，更要看完這本書，之後向看過這本書的醫師諮詢。

前言
這些故事都是我親眼「經歷」的人生

整型美容手術的目的在協助病人與現實妥協，這也是我的工作。寫作本書的靈感，來自於我本身既是整型外科醫師，又有過接受整型手術的經驗，以及我所遇見的患者和同事的故事。

這些「患者」述說的人生，賦予我想像力，寫成小說般的故事。誠如法國作家鮑希斯．維昂（Boris Vian）所言：「這故事是真的，因為我創造了它。」

1

減輕被自己身體背叛的挫折感

瑪德蓮（Madeleine）身穿長袖襯衫，手上戴了一大串手鏈。她將手鏈一一取下，左手腕上露出十幾道橫向平行的細小白色傷痕，是她之前多次企圖自殺的明顯痕跡。

瑪德蓮的青少年時期過得並不順遂，五十八歲的她希望抹去這段不快的回憶，不再讓痛苦顯露於外。

即使她也知道這些傷疤已幾乎看不清了，但還是感到很不自在，特別是夏天在沙灘上享受日光浴時，當她的手臂曬成古銅色，這些白色傷疤會被襯托得更加明顯——陽光凸顯了傷疤的存在，使之變得赤裸。

這些疤痕令瑪德蓮一再想起它們所代表的意義，她感覺自己活得不夠好，也不夠體面；這些傷疤亦喚起她不願回想的生命歷程，那些她無論對任何人或在任何時候，都不想被發現的故事……。

身為外科醫師的我，無法藉由醫療技術讓傷疤徹底消失不見。況且她的傷疤又白又細小，沒有辦法再進行任何改善。

我建議她不如在舊傷痕上添加一些縱向的新傷痕，新舊交錯之下，原先的疤痕便不再那麼明顯，若有人問起，大可把這塊傷疤說成玻璃割傷，或許將來她能因此放下往事。

她沒有料到我的建議竟然是加重手腕傷痕，但還是欣然接受，因為她明白我確實理解了她的真正需求。

我們的身體就是我們的特色，訴說關於我們的故事，與我們的基因、

1 減輕被自己身體背叛的挫折感

年齡、曾發生過的意外、曾罹患的疾病以及生活息息相關。對於這副軀殼，我們無可奈何，有時像被困在死胡同裡，有時甚至反被支配。但或許我們只要做一點點改變，就能減輕被自己身體背叛的挫折感。

整型美容手術，也可以是讓人邁向自由的一種方式。

我的整型日記

開端

十二月五日星期一

我請我的朋友班特雷（Bentley）和伯特蘭（Bertrand），分別替我的乳房和眼皮動整型手術。

2 七十歲隆乳

一位年屆七十的老婦人來找我，想請我幫她做隆乳手術。早在三十年前，她就想這麼做了，但恐懼使她退縮。她本來覺得不值得為此冒生命危險——直到一年前，她的妹妹因為罹患骨肉瘤離開人世。

在妹妹過世之前，她們說好只要妹妹病情好轉，就要一起進行這項手術；如今妹妹離開了，她決定動手術，好讓自己開心。

她現在總算明白，讓自己開心是多麼重要啊！

我的整型日記
「型」前準備

十二月二十日星期二

與一次性改變外貌及身體的大規模整型手術相比，我更傾向頻繁且規律的小型整型手術。我並不是完美主義者，體重經常比標準多出幾公斤；但我從不節食，甜食和漢堡照吃。我也很少化妝，討厭健身和所有用來維持體態的運動。對我來說，運動僅供娛樂。

我的人生保養祕訣，就是整型美容手術。我認為，一年中最適合進行手術的兩個時段，分別為七月下旬和十二月下旬，因為我的同事們往往在這些時候減少工作量，準備放長假，所以能預留時間滿足我的需求。

今年我該更換乳房的填充物了。同時，我也希望我的臉能變得好看些，哪怕必須全身麻醉。我知道人都會變老，但不會向這個事實投降。我得想辦法讓自己也愉悅、滿意，不希望在走進電梯、或經過任何能映照出身影的鏡面時，被自己的倒影嚇一跳。當然，我也為此冒著某種程度的風險，即使結果可能不如預期，臉頰反而隆起得十分怪異，甚至整個人變得可憐又衰老，我仍然願意冒險。

我的手術安排在明天進行。

跟往常一樣，我輕鬆看待這次手術，只稍微透露了一點風聲給家人及朋友，不僅沒有為此取消任何門診和手術排程，更沒有預先採買出院之後可能需要的東西。我總是這樣面對自己的整型手術，因為「準備」接受手術，只會給我帶來壓力。

起初我要患者比照我的習慣，盡量不要把手術看得很嚴重，我甚至不太常主動提及術前準備工作和術後可能結果，因而反被一些病患埋怨。

我也處理過一些突發事件，比如有一位病人不希望別人知道自己動過整型手術，但術後的瘀腫尚未完全消退，就有人要到家裡作客；另一位患者**以為術後很快就能恢復並返回工作崗位，沒料到疲痛及疲倦感會超出想像**；還有幾位以為手術後一星期就能出國，最後只能在希望落空的情況下，問我該怎麼辦……有鑑於這些情況屢見不鮮，所以我改變策略，**事先對病患強調整型的風險**，畢竟每個人都應該對自己的術後狀況負起責任。

對我來說，我並不介意手術過後的輕微疼痛，或看起來像被人揍過的瘀青腫脹。我願意承受改變自己的後果，同時因有能力辦到而感到驕傲。

術後，我感覺自己和以前明顯不同，既充滿鬥志，又有點喜歡秀給別人看。

復原期間，我服用大量藥物，包括止痛藥、消炎藥等，同時過著正常的生活。有些病患比我低調得多，而且更加謹慎，不喜歡勉強自己，甚至不太按時服藥，導致許多併發症。

我努力讓病患了解自身情況，同時讓他們互相認識，以利幫助彼此。病人一般分成幾種不同類型，像是勇敢無畏型的，這類人數還不少；膽小如鼠型的，通常不會抱怨手術後果，因為只要手術完成，他們就會徹底放鬆；杞人憂天型的，不但對一點點瘀青都要大驚小怪，而且常幻想術後併發症降臨到自己身上；豌豆公主型的，神經敏感到不行，可以針對手術任何大小事，整整抱怨上一個月；不負責任型的，常會因為術後一週尚未「完全」復原，就前來責怪我；還有占大多數的正常型，凡事自己妥善處理，不會小題大作找麻煩。

今天早上出門以前，我告知家人因為要去動手術，所以不回家吃晚餐。我女兒莎樂美（Salomé）幾乎沒有抬起眼睛，繼續盯著手機，倒是我的丈夫艾曼紐（Emmanuel）對我說：「醒來之後，就打電話給我。」

3 有請理髮師——整型外科史

即使整型手術回應了自古以來人類對美麗事物的嚮往與追求，並於現代社會，以個人自由選擇的形式存在，且手術本身費用平易近人，一般人就能負擔，但其實這種手術發展迄今，只有短短五十多年的歷史。

整型手術的相關文字記載，最早出現於三千年前。那時期尚未發展出麻醉技術，手術過程對病患而言極其疼痛，常需要有人從旁抓住。就算出於自願的接受手術，可憐的病患仍不免大聲嘶吼、奮力掙扎。在這種情況下，醫師很難進行精密、細膩的整型手術。我們甚至可以推論，當時的人普遍對「外科醫師」存有偏見，認為要不是瘋子，也起碼是重度虐待狂，才有辦法做這麼殘忍的工作。

歐洲在中古世紀，進入了人民極度無知、宗教禁令盛行的黑暗時代。當時禁止解剖屍體，更別說藉此研究解剖學了。西元一一六三年，都爾市議會（le concile de Tours）（按：都爾位於法國中西部，為古老的重要城市）宣布：「外科手術是『野蠻』的行為。」因此醫師轉由神職人員擔任，外科手術則由理髮師操刀。在病患接受外科手術後，死亡率將近九成的情況下，外科醫師可說是「出於善意的殺手」。

同一時期，阿拉伯人在遙遠的東方翻譯希臘哲學家的著作，為外科手術奠定基礎（例如發現燒灼止血法、在西班牙的哥多華城〔Córdoba〕編撰醫學百科全書），此舉對西班牙和西西里島（Sicilia，時為義大利南部的自治區）的影響，促成了十二世紀和十三世紀歐洲外科手術的革新。

法國第一所外科學校於西元一二二〇年，在地中海沿岸的蒙佩利爾

（Montpellier）創建，後來主政的安茹公爵（duc d'Anjou）（按：安茹為領地名，其領主便稱為安茹公爵）授權准許學校每年解剖一具死刑犯的屍體。身兼外科手術以及理髮工作的「醫療理髮師」，才總算正式成為外科醫師。

後來外科手術日益進步與普及，特別是在整型以及美容手術方面，對此，解剖、止血、無菌法（asepsis，指針對微生物及感染途徑所採取的一系列預防措施，包括滅菌消毒、無菌操作規則等）及麻醉技術的成熟，都有很大的貢獻。

二十世紀初，當第一間手術室成立，術後死亡率從八〇%降至一〇%。外科終於在種種有利條件的匯集下，成為社會大眾普遍認可的一門醫療專業。

在外科手術的醫療設備及社會聲望持續改善的情況下，第一次世界大戰爆發了，許多士兵在壕溝和槍林彈雨中，被無情的彈藥奪去手腳、甚至部分面容。當時的醫療技術僅能保全傷兵的性命，無法保障其後續生活品質，他們即使存活下來，仍只能悲慘度過餘生，情況令人悲憫。

一九一四年至一九一八年的戰爭期間，大量傷兵所造成的醫療需求，推動了歐洲整型美容手術的發展。

整型技術最初在不同專科內各自發展，例如：耳鼻喉科及口腔顏面外科醫師專門治療傷患的臉部，骨科醫師負責治療傷患的四肢，胸腔及腹腔外科醫師則治療人體包含內臟的部位（如胸部及腹部）。

一九二〇年左右，首次施行以美容為目標的隆鼻手術，也就是說，接受手術者並沒有先天的器官發展異常，或因疾病、意外傷害而需要動刀。最早的拉提手術則歸功於美國的米勒（Miller），以及法國的蘇珊・諾爾（Suzanne Noël），據稱後者曾替法國著名女演員莎拉・伯恩哈特（Sarah Bernhardt）動過手術。

一九六〇年代，美容醫學出現了矽膠注射，縱使效果不錯，卻有一些不可逆的併發症（對產品的發炎反應、注射過度……），讓許多女性臉上至今仍有注射矽膠的痕跡。

到了二〇〇〇年，政府開始規範注射劑的使用，提升美容醫學的可信度及復原技術，讓越來越多人能接受美容醫學。當美容醫學變得大眾化，消費者將不再宛如實驗室白老鼠一般，承受毀容的風險，而是在無虞的情況下，運用醫療技術改善自身外觀的缺點。

法國整型重建暨美容外科協會（SOFCPRE）雖創立於一九五三年，但直到一九八三年，法國才頒布國家專業文憑，使整型美容外科成為醫療專業獨立專科。

我從一九九〇年代開始踏入整型外科領域，親眼見證了幾項新技術的誕生，包括抽脂、顏顱手術、美容醫學、自體脂肪移植術、私密處整型、減肥後手術（大量減重之後，使鬆垮的皮膚組織恢復緊緻）等。

就像法國總統法蘭索瓦．密特朗（François Mitterrand）及加拿大美豔女星潘蜜拉．安德森（Pamela Anderson），許多人都接受過整型手術，這究竟代表了對社會常規的屈服，抑或是獲得自由的一種方式？

有些人強烈反對整型手術，有些人卻整型成癮；有些人聲稱從一百公尺遠就能辨識出人工乳房，卻沒看出自己的妻子也有隆乳；還有人宣稱自己從不整型，即使證明其言不實的證據就擺在眼前也一樣……。

然而，我們所做的決定，往往和我們想傳達給別人知道的不一樣。所以可以說，整型外科是一門讓人難辨真假的藝術。

4 整型目的，不在於改頭換面

有些人是整型美容手術不折不扣的負面宣傳。他們「得到」像石斑魚一樣的厚唇，或者是渾圓飽滿到像臀部的蘋果肌，還有緊繃如鼓面似的皮膚……這種人被稱為「整型手術犧牲者」，每一名整型外科醫師多少都會碰到。

五十歲的蘿拉（Laure）是摩納哥人，也是過度整型以致臉部腫脹緊繃的其中一員。她常常造訪我的診所，定期請我注射一些美容產品，或切除鬆弛垂皺的多餘皮膚。

第一次為她看診時，我覺得她看起來既可怕又可憐，一點也不想和她的整型經驗扯上關係，以免我的名字和她的形象連結在一起，從而為我的醫術帶來負面評價（事實上，以此作為逃避責任的藉口非常糟糕）。

蘿拉熱情、聰明、活力充沛，尤其有自知之明，知道自己看起來是什麼模樣。

當我向她說明她的嘴唇已經過度膨脹、腫大，對她來說根本就不是什麼新消息……她早就發現了這一點，就像其他過度整型的人一樣。

她說她不能忍受皮膚過度鬆弛，以至於無法貼合臉部及身軀的感覺，那種感覺就像被掏空一樣——在她看來，甚至有如鬼魂一般，毫無生命力可言。她也討厭嘴唇周圍形成的紋路，令嘴唇看起來像括約肌。

在歲月的刻畫下，每當臉上多出一條皺紋，她就感覺母親的臉逐漸取代了她的一樣。

她需要活得自在，於是希望包覆著軀殼的外皮能緊緊包裹她，確實代表她這個人；而不是像件不合身的過大衣服，在身體周圍飄動著，讓她像個鬼魂一般，無法以自身之名擁有精確的思想。

她如此向我傾訴。我聽得入神，不但了解也認同她的想法，因為我認為**整型的目的並非讓病患徹底改頭換面，而是使其能自我認同**，更好的將自己呈現於他人面前。而這，就是外科醫師的天職。

即使整過的嘴唇已經變得過度豐厚、腫大，蘿拉和我都能欣然接受這個事實。

5

我是整型醫師，我隆乳

在生孩子之前，我對我的胸部充滿自信，可說是無所缺憾。因為我的胸部並不大（胸圍85Ｂ），所以我即使不穿胸罩，也可以自在的又跑又跳。若穿上有些低胸的洋裝，看起來滿性感的；若穿著高領襯衫，又變得端莊優雅。我可以不經試穿，就買到適合的內衣，而且想將胸部外顯或內藏都隨我自由。

我以前常常利用這項優勢，連同樣從事醫療工作的姐夫也經常公開提起，說我還在當住院實習醫師時，令人印象最深刻的就是沒穿胸罩，在外科醫師的男女共用更衣室裡走來走去。當然，我完全不記得自己做過這種形同暴露狂的舉動。

生了兩個孩子之後，我的胸部有點縮水，看起來不再那麼美觀，甚至有點太過平坦。這讓我有些失落，彷彿身為女孩的快樂不再完整，感覺失去了某種令人愉悅的東西。於是我不再用心打扮自己，既不穿胸罩，也不穿低胸服飾，成天就是牛仔褲加高領毛衣，幻想著自己像電影《第六感追緝令》（*Basic Instinct*）的女主角，有十件一模一樣的毛衣、十件相同的長褲，和十雙樣式雷同但顏色不同的細跟高跟鞋。

我的丈夫艾曼紐和女兒莎樂美看我打扮一成不變，覺得很受不了。

我不想要忍受胸部有填充物的生活，覺得這樣一點也不舒服，更不想要在陌生的軀殼裡老去。誠如一個女病患下的結論：「我不想和人工乳房一同入土，更不想和人工乳房一起被火化。」

考量過所有不願發生的狀況後，我厭倦了老是嫉妒那些因我援手而能擁有完美胸部的客戶。我決定聽從我的欲望而非恐懼，不然可能會一直在自卑的死胡同裡原地打轉。

二〇〇五年七月下旬的某天早上，我在手術室的更衣間裡詢問同為外科醫師的朋友賈克（Jacques），那天能否幫我動手術。

當時我們都已經做完排定的手術。

我先到儲藏室挑選準備植入胸部的填充物，賈克再替我動手術。手術時間總共一個小時，結束後我又在病床上小睡了一下，直到進手術室的更衣間換上便服，我才看到了手術的成果——一對令人讚嘆的漂亮乳房。

我穿好衣服，騎摩托車回家，對幾乎不會疼痛感到欣喜若狂。當時艾曼紐正在度假，所以無法來接我，我也沒有告訴任何人這件事，畢竟我先前對動手術的意願並不高。

隔天我順利返回工作崗位，雖然手術還是造成了些許疼痛，但尚處於可以忍受的範圍。

我現在的罩杯尺寸為85C，看起來就像雜誌模特兒所擁有的胸部，連我自己都對身上這一部分深深著迷……我曾經夢想擁有這樣的胸部，如今夢想實現，我似乎因此更加完整。

幾天後，我前往科西嘉島（Corsica），和正在度假的家人會合。艾曼紐還來不及批評我的做法，就被我的胸部吸引了——他一向喜歡豐滿的胸部。看到我完美的身材，他很快就忘了自己曾對整型手術發表過負面評論。六歲的莎樂美顯然覺得手術後的胸部很漂亮，忍不住一直去觸摸，甚至在花園玩的時候，把她稱之為「大人玩具」的胸墊放進泳裝上半部；其他小朋友倒是互相丟擲胸墊，像在玩球那樣……。

我很快就幻想破滅了。

穿著泳裝時，我覺得自己太過性感、甚至有失端莊；以前很適合我的洋裝，現在穿起來卻像個胸大無腦的風騷女人；就連牛仔褲搭細肩帶背心上衣，也讓我覺得自己很粗俗……我就像個滑稽可笑的女人。

現下這「波濤洶湧」的性感外貌，使我看起來宛如卡通人物貝蒂娃娃（Betty Boop）。我再也不能不穿胸罩，否則很不得體。

我變得像個胸部植有填充物的女孩，而不是擁有自然胸部的女人。然而，無可否認的，我的胸部還是相當美麗。每當我展示給女病患，她們都想要擁有跟我一樣的胸部。

我不夠高，又有點胖，所以這對豐滿的乳房與我的身材並不相稱，甚至使我的體態變得沉重，活像一份撒了太多糖的糕點。我因為追求理想中的胸部，而忽視了適不適合自己的問題，也忘了當初只是想要恢復原有的樣子。如今我的胸部美得不像真的，已不再屬於我。

我跟我的理想胸部和平共處了一年。

某天晚上，我在離開辦公室前隨手抓了一件洋裝套上，結果胸部太過豐滿，被擠得胸型畢露，讓人既害羞又惱火。我拜託同事班特雷幫我取出胸部的填充物，這只需要十分鐘和局部麻醉。

十分鐘後，我重新穿上洋裝，很開心的離開辦公室，到朋友家和艾曼紐碰頭。

晚餐時，艾曼紐沒有發現異樣，不過當我們回到家裡，我仍舊得向他坦承——他震驚的盯著我胸部上用來包紮傷口的小紗布，覺得看起來很不舒服。相較之下，他更喜歡我之前那豐滿的胸部，但他的偏好對我來說無關緊要。

我其實同樣震驚。伴隨著忙碌的一天過去，我對於失去傲人的胸部，感到有些錯愕和遺憾。

接下來的幾個星期，我很開心的看到胸部回到生育前的模樣，同時慶幸一切可以恢復原樣——我並沒有讓自己的身體受損。

但接下來，我開始覺得自己很愚蠢，居然花了幾天時間，讓胸部從無到有又到無。不過總不能因為一時搞錯，誤判了適合的胸部尺寸，我就必須懲罰自己，一輩子不能動刀。

這一次，我決定按部就班，先把動手術的計畫告訴艾曼紐。

他跟我說，他不希望聽到我在談論胸部時，感覺像要替自行車的輪胎打氣或洩氣一樣；我女兒也不想再聽到我提起胸部的事。他們和我，勢必得暫時放下此事。

兩年後，我請當天和我一起進行手術的女同事莉澤（Lise），幫我在胸部植入小小的填充物。

像上次一樣，我沒告訴任何人，晚上結束後自行從診所返家，心情非常愉悅。我妥善打理一切，好讓艾曼紐和孩子們都沒有發現這件事。

有一天，艾曼紐突然對我說道：「妳的胸部看起來很美，妳做了什麼嗎？」我回答：「沒有，我只是換吃另一種避孕藥⋯⋯。」如此撒了十分鐘的謊，但最後還是忍不住高興的告訴他實情。他笑了。

我告訴自己，他假如一開始就想找個崇尚純天然、吃素、用有機化妝品，還以保護皮膚為藉口，避免皮膚曬成古銅色的伴侶，他就不會和我在一起了。

過了八年，我注意到我的一邊乳房有些變化——胸口附近似乎有填充物的痕跡。雖然沒有很明顯，但我確實看出來了。

我請艾曼紐幫我檢視，他說我的胸部完美無瑕，還說我瘋了，不該再用放大鏡檢查自己的胸部。我跟他說：「這就是我的工作。」

我也請十五歲的莎樂美看看，她生氣的跟我說：「媽媽，妳已經有了丈夫、孩子、朋友……妳還想要什麼？」

我最後請同事檢查，他說：「妳的人工乳房開始變形，得更換了。」

我一點也不想動手術。這類用以維護的手術，根本不是我所嚮往的，於是我拖了一年。每當我看到胸部內側稍有變形的包膜攣縮（譯註：當填充物這類外來物進入體內，人體會經發炎反應產生包膜，將外來物包覆起來）徵兆，就感到慚愧。我覺得自己很不稱職，像是個私底下極度邋遢的美女，或是穿著爛鞋的鞋匠……。

看診時，我總會向女病患展示我的胸部，原因有二：第一、讓她們知道有填充物的胸部會是什麼模樣；第二、讓她們知道人工乳房開始變形是什麼樣子。因此，我覺得我的胸部變成了職業工具，好比一個賣刺青顏料的男人，在自己的皮膚上刺青，以便讓大家辨識每一個顏色的細微差別。

直到有一天，我告訴自己：沒有再繼續扮演醫療教學工具的必要了。我才決定動手術，利用機會讓自己變得更好看。

我看著鏡中的自己，突然什麼都不是很滿意，就像不餓的時候拿到餐廳的菜單，每道菜看起來都很乏味。反正都要動手術了，何不順便做眼皮豐滿手術呢？這將使我看起來氣色很好、容光煥發。

6 一個乳房的脫衣舞孃

蘇菲（Sophie）為了重建一邊的乳房前來看診。她是個漂亮的金髮美女，剪了一頭俏麗的短髮，穿著牛仔褲、T恤和籃球鞋。她有一副曼妙的身材，舉手投足飽含著自在且性感的氣息。來看診時，她把安全帽放在椅子上，面對我坐了下來。

三年前她得了乳癌，當時她三十五歲，必須切除一邊的乳房。

她向我詢問乳房重建技術和進行方式的相關問題，想知道會有多長時間不能工作——她是一位脫衣舞孃。

脫衣舞孃！對一個乳癌患者而言，還有什麼行業比這更不理想？

當聽到蘇菲還打算繼續工作，我非常震驚。我努力讓她清楚描述這份工作的要求：必須裸體跳舞、得在一些知名的場所表演、需要定期演出。她在我面前脫得只剩內褲，看起來很性感，而她的性感來自於她的態度，不受僅剩單邊乳房影響，情色的氣息依然濃厚。對於這種身體有缺陷仍保持優雅、能化阻力為助力的人，我一直非常敬佩。

後來我碰巧遇見一位身為癌症專家的男同事，跟他說我認識一位脫衣舞孃，切除乳房後仍繼續跳脫衣舞。他聽完和我一樣感到振奮，同時也被這般自信和勇氣深深吸引。

當蘇菲寄給我一張表演邀請函，我毫不費力的就說服了那位男同事，跟我一起前往欣賞這場演出。

只見蘇菲肌膚如雪、唇色紅豔，身穿帶有粉紅圓點的黑色芭蕾舞裙，

6 一個乳房的脫衣舞孃

踮著腳慢慢旋轉，覆在胸前的黑色長布條也隨之慢慢解開。其舞姿既慵懶又強悍、既純真又叛逆，十足性感撩人。待黑色布條褪盡，她露出赤裸的上半身，向眾人炫耀死亡的齒痕——她看起來受盡痛苦，卻又乘勝而來，成為無懈可擊的情色綺想。

7 不想治病的醫師，我

讀醫學院和通過住院實習醫師考試，需要有條不紊的思緒和超強的工作能力。醫師的腦袋必須能夠儲存許多資料，並快速搜尋取得。

我經常不循固定模式思考，且不專心又愛幻想，需要格外努力的控制自己，才能迫使自己的想法合乎邏輯並具有組織性。後來我順利通過住院實習醫師考試，但過於強迫自己所帶來的精神壓力，使我一度快瘋了。

在住院實習課程授課的講者，個個都是表演高手，而指導我的名叫德洛奇（Deloche）。

在第一堂課裡，他滑稽的模仿一位永遠不可能通過考試的學生。我覺得他好像在模仿我，包括如何整天悶坐在房裡的書桌前面，猶豫選哪一科作為自己將來的專科，並自問：「是否有辦法成功？假如考場失利了該怎麼辦？」然後起身上廁所、倒杯茶、抽根菸、整理資料、再倒杯茶、看一集連續劇、打電話問同學要選什麼科、找一下螢光筆、決定做重點記憶卡片、去圖書館……。

我一定要通過住院實習考試，因為我不想成為不分科住院醫師。

我不想治病，也不想幫助快要死掉的人，我只想當整型外科醫師。其他醫師的職位對我來說太痛苦了，接近自虐行為，我脆弱的心理根本無法負荷，只要可能引起痛苦的事，都會讓我難以忍受。我不希望對病人的痛苦束手無策，也不想做出任何令人感到疼痛的行為，更不想每天都和死亡與疾病打交道，活得如此膽顫心驚。

我沒有肩膀，也沒有使命感承擔這一切。

儘管如此，我仍然比任何人更喜歡也更崇敬醫師。他們替病人治療疾病，守護生命，把死亡擋在門外，是世界上最有意義的職業。而我，只想要修復、挽救外表。

老實說，如果沒有通過考試，我不知道畢業文憑對我來說還有什麼意義。雖然投注七年心血在醫學上，但我並不排斥徹底轉換跑道（像是轉行去拍電影），不過，我仍然希望成為一名整型醫師。

我買了一個馬表，當我一開始讀書就啟動，以利計算自己真正讀書的時間，只要我的心思不在讀書上，就停止計時。我很快發現，倘若我花上十五個小時念書，其中只有三個小時是全神貫注的。

在馬表的監測下，我艱難的把讀書時間從三小時延長至四小時，再來五小時。我給自己設定目標，強迫自己不胡思亂想、認真學習，同時嚴防心不在焉、神遊離題。我知道自己過分強迫自己了，幾乎違反本性，但我決定善用這種瘋狂，助我順利通過考試，如同每次想減肥時，我會試著讓自己相信我有厭食症。我也不斷接近那些聰明且表現優異的同學，與他們朝夕相處，最後因體認到自己腦袋混亂不清而羞愧。

我努力像那些同學一樣思考，讓自己相信我和他們沒有什麼不同，假裝我和他們一樣有強迫症。馬表很有效，像是個用來自我催眠的工具，每當我按下馬表，就會進入專心致志的狀態。

就這樣，我變得越來越奇怪。

每晚當我讀到深夜，都習慣一邊讀書、一邊收聽一個叫做「想像音樂會」（Le Concert imaginaire）的廣播節目，主持人菲利普・馬努夫爾（Philippe Manoeuvre）會不斷播放他喜愛的音樂人的現場演奏錄音。他是英國音樂人大衛・鮑伊（David Bowie）的粉絲，而我也是。

我開始幻想大衛・鮑伊正透過他的歌曲和我說話，我對他的情愛幻想也變得越來越頻繁。在我的夢裡，他曾以各種年齡、樣貌出現，包括十八歲、三十歲或五十歲的階段，甚至時而半男半女，時而男女皆非，而且既年輕，也年老。

到了考試前兩個月，這種幻想已轉變成情愛妄想。我不再出門，過著與世隔絕的生活，只有一個馬表……和大衛·鮑伊陪伴我。

我的朋友、同學對我的怪異舉動都愛莫能助。礙於考試將近，大家只能選擇默默陪伴我。

我記得當時對大衛·鮑伊的幻想是如此真切，就好像我真的認識他一樣。我的心理狀態已習慣和他一起生活，進而無法忍受這只是個幻覺。

我避免多談此事，即使清楚感覺到自己幾近發瘋，也不計代價的拒絕停下。一旦我按停馬表，就開始和大衛·鮑伊翻雲覆雨；他抱著我入睡，早上再把我從床上拉起來，鼓勵我用功讀書。我對他的指令心悅誠服，不管什麼都乖乖照做。他允許我在他懷裡休息片刻，帶給我難以言喻的充電感，然後督促我繼續苦讀；他的一舉一動都格外迷人，以至於他在我胡思亂想時斥責我，也起不了什麼作用。

我幾乎二十四小時都在這位搖滾明星的懷裡，努力把未來不見得會用上的醫藥知識儲存到腦袋裡。到了考試前一個月，我已經晝夜不分，日子就在腦袋塞滿課本內容和幻想譫妄中交替度過。

後來我通過了考試。

得知通過的那天晚上，我很震驚的發現自己的房間已被成堆書籍和紙本文件攻占（那時還沒有電腦），地上只空出一條狹窄的通道，讓我能從床邊移動到書桌，再從書桌到房門口。我已無力整理這些東西，索性未經分類和篩選便全扔了。

大衛．鮑伊當時正好在法國巡迴演出。一位朋友說他有演唱會的票，以及參觀後臺的邀請函。

為了跟大衛．鮑伊碰面，我覺得自己有必要做點什麼——細心打扮並化了妝後，我前往演唱會現場，期待見到他本人。

他上臺了。我發現他並不高，且稍嫌瘦弱，頭髮吹得高高的再往後梳，看起來有點過時。

他演唱了〈英雄〉（*Heroes*）這首歌。

從這首歌的第一個音符開始，我就被震懾住了，隨後被征服，任由其引領。我知道他在跟我說話，但我不是唯一聆聽的人，在我周圍有數以百計的歌迷，而我認得他們眼中那種有些瘋狂的愛戀。

演唱會結束時，許多粉絲急忙趕到後臺，像是一群狂熱追逐偶像的複製人，讓我突然覺得大衛．鮑伊很可憐。

我轉身告別我的妄想，和朋友們一起去咖啡館，佐以重返現實的淡淡哀傷。

8 「完全看不出來」的代價

費爾南德（Fernande）想要改善她重建過的乳房。

她對一切都非常激動且憤怒。很明顯的，這些情緒都源於乳癌，而對乳房的重建也是原因之一，甚至影響更巨。她用非常負面的字眼談論自己的乳房重建，也對那些替她動手術的外科醫師投以鄙視及憎恨，使我不禁料想最糟的情況會發生在我身上。

她脫下衣服。

當她穿著胸罩時，一切看來正常，坦露的胸肩對稱且平衡。費爾南德似乎對此並沒有很不滿。

一個人穿著內衣的體態非常重要，是讓人能夠融入正常社交生活的條件，例如：穿泳裝去海邊、在更衣間換衣服、在異性面前寬衣、在外人面前試穿衣服等。我向費爾南德和她先生強調了這點。

我發現她先生頓時把頭低下，費爾南德則憤怒的扯下胸罩，說：「醫師，妳說得對，但我裸體時，看起來恐怖極了！」她先生猛點頭。我很驚訝他竟然完全贊同她的看法。

撇開無可避免的淡淡傷痕，和雙乳之間的些許不對稱，她的重建手術其實做得相當不錯。她所感受到的和我所見的，兩者之間存在明顯差距。

費爾南德說：「這很嚇人！看看這些傷疤，所有人都覺得很可怕！」

我反問：「所有人？」

費爾南德回答：「對！我在超市看得清清楚楚。所有人的反應都很不自在。」

8　「完全看不出來」的代價

我又問：「在超市？」

費爾南德的先生補充：「醫師，我們是天體（裸體）主義者。」

我試著好好回覆：「去逛超市沒必要脫光衣服。」那一瞬間，我宛如催化劑一般，讓費爾南德更加激動。

「二十年來，我們每年夏天都會去參加這個天體營，和所有朋友聚在一起。我想要脫光衣服逛超市，但不想讓所有人知道我得了乳癌！」

我說：「這是不可能的。」這句話脫口而出後，我立刻發覺自己說得太快，也太殘酷。

面對這般殘忍的話語，霎時間大家都靜默不語。費爾南德愣住了，她先生則僵住不動。

費爾南德打量我的眼神半帶怨恨、半帶懷疑，想知道我到底是不知道怎麼動手術，還是不想替她動手術。這場景很像喜劇一幕，讓我忍不住想笑，突然覺得她還滿可愛的。

從今年夏天開始，她就把所有焦慮投注在乳房重建上，並和先生上網搜尋資訊，碰巧看到我們診所的網站上，有著許多改善乳房重建的成功案例。為了前來看診，他們不惜早上四點起床，再耗費五個小時的車程。

他們認為我應該能解決他們的問題。

我的處境有些為難，因為：一、我確定能夠改善重建乳房的狀況，代價是好幾次的微創手術（minimally invasive procedure，透過內視鏡及各種顯像技術，使術後不會造成巨大傷口）。二、前次重建的結果已經相當好了，真正讓她感到困擾的是傷疤，但我不確定自己進行手術後，成果是否會更符合她的期待。畢竟**疤痕的深淺和個人皮膚類型有很大的關係**，且不容易控制，絕不可能完全消除。

況且他們每次來我這裡看診，都要開上好幾個小時的車。如果術後有什麼後遺症，他們回診並返家的次數將會增加許多。

我怕會陷他們於無解的困境，因為費爾南德想要的並不是改善乳房重建，而是消除所有曾經罹患乳癌的傷痕，但這並不在我的能力範圍內。

真要處理的話，恐怕我們要從一個很糟的基礎開始：幾次手術會花她一大筆錢，還可能不會令她滿意，甚至讓她更憤怒。鑑於她對自己的乳房和外科醫師憤怒的樣子，我有點害怕。

我若向她承諾手術會帶來好結果，將來可能淪為廣告不實；但若跟她說我無法改善她的情況，卻又是在欺騙她，我必須站在她的立場才能決定什麼對她最好。

假如我答應幫費爾南德動手術，等於把「成果會讓她滿意的可能性」作為賭注，還不一定會在這場賭局中勝出。我清楚她不會就此罷休，因為對於我苦口婆心的勸誡——人有時必須與自己的某部分永別，這是心理修練——她根本聽不進去，就算看似理解與認同，也只是怕我拒絕手術。

我事先提醒她手術可能的後果，但我知道她根本沒在聽。現在的她困在死胡同裡，**能讓她改變這種心理狀態的方法，僅剩改善外觀一途**。

我販賣不切實際的幻想，就得承擔隨之而來的責任；我願意接受不可能的挑戰，在改變原狀、調整全貌的同時，幫助人突破困境，哪怕最後行不通，結果將不利於我。

我一共替費爾南德動了四次手術。後面接連的三次是因為情況雖有改善，但她覺得還不夠好、仍讓她不太自在，甚至照鏡子時，目光總會避開乳房。如今只剩下一道幾乎看不出來的微小傷疤，她總算接受了。

今年夏天，我的手機收到了一張費爾南德的照片，照片中的她在超市裸體推著購物車。她還請人在傷疤上刺了一隻蠑螈，不過在我眼裡，只有刺青的存在，根本沒發現疤痕。

我相信她認為我當初動手術時，應該一次到位，我也相信未來情形若有任何惡化，她會認定那是我的責任。畢竟當我們出手處理一個問題，就必須對此負責……。

我的整型日記

抱著必死的決心上手術檯

十二月二十一日星期三

晚上六點，我的最後一位病人才剛離開手術檯，我就在她的位置躺下。

我當然感到很恐懼……我是說，我怎麼會想到用這麼激烈的方式，處理臉頰的弧度和乳房呢？我清楚自己等一下得先全身麻醉，才能在身上劃開切口，並放入矽膠球體。

我認識替我動刀的兩位外科醫師，他們是有強迫症的完美主義者（優秀的外科醫師大都如此），這次想要將手術做到「太」

好，而不是做得像平常一樣。為此，一切都會耗費更多時間……我很想放棄，那麼我的手術醫師就能很開心的去喝一杯，再也不用思考替我動手術的事，偏偏我已經動員了麻醉醫師、手術助理、包紮護理師、手術室主任、醫院院長——我從今天早上開始，便著手準備各項工作以利手術進行。

我不能讓整型手術的缺陷留在我身上，絕對不能。我經常看到有些女人身上留有整型手術的可怕後果，明明很容易就能修復，卻放任它留在身上十年，然後總是嫌棄自己的乳房，卻又不打算做任何處理。

每當看到別人身上整型後的瑕疵，我總覺得慚愧，畢竟我應該很清楚胸部植入填充物後，需要維護保養。

伯特蘭先幫我拍照，然後用綠筆在我的臉上畫圖，班特雷則用黑筆在我的乳房做記號。我認得每個人慣用的顏色，我自己較常用的是紫色。我的手術助理席爾維（Sylvie）從旁協助他們，並負責於術後向我翔實敘述經過。她一定會特別跟我報告，不在平常習慣的上班診所動刀的班特雷，是如何監看整個手術過程的，唯恐在包紮時沒有做好無菌處理——在不習慣的環境裡開刀，的確是件很不輕鬆的事。

我躺在手術檯上，麻醉醫師亞歷山大（Alexandre）替我裝了點滴（他經常替我的病人全身麻醉）。我覺得此時的自己，就像處在一個惡夢之中，想逃離但全身癱軟，想喊卻又發不出任何聲音。我心想：自殺炸彈客在犯案前，是不是也處於這種狀態？在胡思亂想間，我看著白色液體往下輸進點滴，滲入我的體內，預計幾秒鐘後我就會失去意識。

我試圖讓自己放鬆。我知道醒來時，我的心理狀態會跟剛睡醒一樣，所以絕對不要驚慌，最好別再想自殺炸彈客的事情，改想點愉快的事……於是我把自己的身體交付給他們，心想：「我是來自殺的。」

晚上十點，我在病房裡醒過來。

我很清楚自己應該是在手術室醒來，接著到恢復室，然後被送進病房。要不是我當時足夠清醒，表示願意從擔架換到床上，他們也不會把我送出恢復室。

可是我什麼都不記得，腦袋一片空白，連個畫面都沒有，記憶像被黑洞吸走似的。

每次電話響起，或有人進到房間，我都會艱難的張開眼睛，然後再度沉睡，活像個服用了強效鎮靜劑的囚犯。

約莫晚上十一點，我終於爬了起來，用手機螢幕反射出自己現在的模樣。

客觀來說，我的樣子很嚇人，臉像是被人狠狠揍過，眼睛腫脹得瞇成兩條細縫，上面塗滿黃色藥膏。我自拍傳給我妹妹看，然後傳簡訊給麻醉醫師和外科醫師，告知他們我先離開了。我拔掉點滴，套上牛仔褲，再將派克大衣（parka，原意為「獸皮」，後指一款連帽上衣，用以防寒、防風雨）直接披在手術用紙質短衣上。

我跟護理師道聲謝謝，並在派克大衣的每個口袋裡，各放了一個充滿血液的雷多（Redon）傷口引流瓶後，才騎上摩托車。我頭戴紅色安全帽，雙眼周圍腫脹發紫，從乳房接到引流瓶的塑膠管隨風飄揚。我聽著音樂，覺得既快樂又有活力。

到了家裡，艾曼紐擺出一副難受的表情，直盯著我瘀青的眼皮，以及裝滿鮮血的傷口引流瓶。他覺得我很恐怖，甚至在我試圖讓他看我的乳房時，哀求我不要用血腥畫面刺激他。

由於擔心會弄痛我，或是扯掉我的引流瓶，他拒絕和我睡同一張床，最後我只好改睡在沙發上。

因為沒有事先買好術後休養會用到的東西，我只好去找一袋冷凍豌豆，用維爾波繃帶（Velpeau bandage，能將手臂固定在胸前的繃帶）固定在眼皮上冰敷，再服用一顆贊安諾錠（Xanax，具抗焦慮、緩解緊張之效），然後睡覺。

明天，我得在九點先巡房，接著看診一整天。

我的整型日記

至親的負面回饋

十二月二十二日星期四

早上七點，我照鏡子時覺得自己的臉慘不忍睹，顯然已經為了個人喜好付出相應的代價。這段時期比想像中還要艱困，我既沒有原來的面容，新的也尚未成形，有時想像自己之後會變成什麼模樣，都只想得到一張膨脹緊繃的臉……。

反觀胸部，情況就好很多了，不僅疤痕位置完美，正好位在乳房下方的皺摺處，而且乳房尺寸適中，彈性柔軟；唯一美中不足的是，有一邊形狀可能稍不平整，不過這之後再植入填充物就可以了，我可是隆乳專家——我突然發現自己正在考慮自行做植入手術，或者在他們替我動手術時，指導我的助手進行。

我穿了一條有好幾個大口袋的長褲，再將引流管的管子圍繞腰際，於每個口袋裡塞一個引流瓶，最後找了件又長又寬的襯衫來遮掩。這樣胸部方面就沒有問題了，沒人看得出來有什麼不對勁，至於臉嘛……。

雖然我看起來跟患者沒兩樣，但我還是會堅持在診所待上一整天，替病人看診。而我的朋友看到我的樣子後，反應涵蓋了欣賞和驚恐，這些都是我期待中的反應，讓我不禁想笑。

今天晚上，孩子們邀請一些朋友到家裡。我的女兒要求我不要走出房間，以免嚇到她，讓她感到羞愧。她問我：「怎麼會想要做這種事？」絲毫看不出我的眼皮有什麼特別之處。

8 「完全看不出來」的代價

看著她不諒解的眼神，我覺得自己很不堪，只好像個可憐人去睡覺。值得慶幸的是，艾曼紐去度假了，他不必忍受我的外觀，我也不必忍受他的目光。

淚水湧出了我的眼眶，刺激著我的眼睛，以及腫脹、瘀青的面容。好痛。

9

戰勝脂肪。首部曲：他發明抽脂

有一個真實發生過的故事，我想說給大家聽，各位就當我是好萊塢傳記片的編劇，片中故事的真偽毋須過於追究。

我們將全世界最實用的手術——抽脂手術，歸功於伊夫－熱拉爾．伊洛茲（Yves-Gérard Illouz, 1929-2015），他是一位極富幻想又古靈精怪的法國外科醫師，由於不被法國外科醫師所認可，只好轉往美國發展。

一九七〇年代，雖然法國整型外科協會才創立不久，但其作風採取保護主義，而且非常在意名聲，醫學專科都費勁的想要獲得認可。相較於更

「高級」的修復外科，整型外科有些受到輕視。當醫師的人普遍認為自己的職務是替人治病，不太會想到整型美容。

老喜歡說一些低俗笑話、帶著北非口音的伊夫—熱拉爾．伊洛茲，以抽脂管進行抽脂手術，在當時來看，就像英國神話中的傳奇魔法師梅林（Merlin）一樣，惹惱了以科學著稱的法國整型外科協會，以至於協會無法認可這項天才的創新技術。

後來我在一九九〇年間遇見他。他有趣、放肆、不按規矩、好女色，在大眾面前不太得體，這更顯得他做抽脂手術的行徑離經叛道。他是瓦赫蘭市（Oran，又名奧蘭，位於阿爾及利亞）的猶太人，個頭矮小、膚色深，給人的感覺就像是阿爾伯特．柯恩（Albert Cohen）的作品《英勇的人》（*Les Valeureux*）和喜劇《真的不騙你》（*La Verite si je mens!*）的綜合體。

上網輸入他的名字後，我找到一張他的照片，照片中的他白髮往後吹梳，搭配上太陽眼鏡、白色無尾禮服，還有大大的黑色蝴蝶領結。雖說身為世界知名的整型醫師，他的形象反而更像色情電影的製作人，全身上下都是改編成電影的元素。

若把他塑造成奇幻電影的男主角，那麼這部電影將以一九六八年後的巴黎作為開場。那時已有避孕藥，還沒有愛滋病。西蒙娜・薇依（Simone Veil）正在努力通過法律，使墮胎合法化（按：西元一九七五年一月十七日，西蒙娜・薇依在擔任法國衛生部長時，促使政府頒布《薇勒法案》〔*loi Veil*〕，允許女性在特定條件下合法墮胎），許多婦女為爭取更多的權利和自由積極活動。

我們的男主角身為婦產科醫師，如同許多婦產科醫師一樣，施行過幾次引人同情和關注的墮胎。

一名婦人在診療床上就位，淚滴滑向臉頰。頭髮長度中等、身材矮小削瘦的男主角站在她肥胖的大腿間，西裝外面套上外科醫師的工作罩衫；

他戴上手套拿著一根吸取用的套管，連接到一根透明的塑膠管，而流經塑膠管裡的，是幾塊令人哀傷的血腥塊狀物。他的雪茄點燃著，放在旁邊的桌子上。

他看著套管、塑膠管裡的血、女性病患的大腿，模樣傻裡傻氣，腦袋裡卻忽然靈光乍現，不愧對其敢於夢想、奮發積極又充滿活力的個性——他想：難道不能用這個儀器來吸取女人大腿的脂肪嗎？

伊夫－熱拉爾．伊洛茲的信仰是崇拜美麗，他喜歡女人、繪畫、雕塑、書籍、汽車……他是一個瘋狂發明家，活力充沛並極具創造力，甚至定期申請專利，例如：符合人體工學的開瓶器、新的手術器械、不同以往的手術技術。他既光彩耀人又不受約束，還是一個善於講故事的人，喜歡玩文字遊戲，夢想被同業認可、被女人奉承、得到諾貝爾醫學獎……。

伊夫－熱拉爾．伊洛茲大概沒多久就找到女病患測試抽脂，反正總有人為了擺脫內心的糾結，願意孤注一擲。

我們很快就明白，抽脂只會在臀部留下幾處小瘀青，而且在幾乎不疼的過程中，多餘的贅肉也消失不見了，甚至不會再長回來。他為這般結果讚嘆不已，同時大膽的擴大手術範圍，順利找到雕塑女性身型的方法。

經過六個月後，他的候診室爆滿。

他稍微修改了套管的頂端，好讓它不要太過尖銳而具有危險性，另外設計了粗細長短各不相同的尺寸，方便在不同位置使用，從此成為「脂肪雕塑家」，深受女性的喜愛。他以非當事人的角度，看待自己的成就。毫無疑問，科學界將張開雙臂歡迎他。

然而，事情的走向完全不是這樣……法國整型外科協會受到麥卡錫主義（McCarthyism，在沒有充分證據的狀況下，公開指控某人有對國家不忠之行為）的啟發，聲稱要全力掃蕩異端，在全體會議中開除一些會員，並予以公開譴責。當委員會會員看到伊夫－熱拉爾．伊洛茲極為興奮的揮動墮胎用套管，他們拿出十字架和大蒜驅魔，拒他於門外，堅決不讓這位被魔鬼附身的人成為協會的一員——他的種種顯然令委員會鄙視、嫌惡。

伊夫—熱拉爾．伊洛茲當時三十五歲，自知抽脂手術是他人生的重要發現，但這項技術如果沒有得到正式認可，就不能大量使用在手術上。也就是說，越來越多的病人如同雙面刃，既為他帶來名聲，也帶來麻煩，總有一天會有鑑定小組和他的同行來圍剿他，甚至禁止他營業。所以他必須證明抽脂手術合乎科學，否則最後只能躲在地窖裡，非法進行抽脂手術，與理想中的榮譽、光鮮背道而馳。

這位外科醫師的力量來自於絕不屈就，一衡量完局勢，隨即採取必要的行動——既然法國否認他的技術合法性，那麼就到國外尋求吧。

哪一國將法國佬和塞法迪猶太人（Sefardi，在十五世紀被西班牙人逐出西班牙及葡萄牙前，那些祖籍伊比利半島的猶太人）一視同仁？哪一國根據醫療科學研究訂定法律？——美國。

法文的科學文獻如此索然無味，只有法語系國家的人才會去讀，有趣的刊物都是用英文發表的。伊夫－熱拉爾．伊洛茲思及至此，豪不猶豫的前往美國，示範一、兩次手術以展現成果，事情果然順利進行。過程中，他以令人發笑的口音和極為淺顯易懂的句子來表達，就像這樣：「你把套管放進洞裡，然後把油吸出來。」說得好像這其實並不困難似的。

很快的，他變成了國際名人。

最一開始，他製作的抽脂設備附有兩個短頸廣口瓶，用來控制每邊大腿吸取的脂肪量。結果顯示一個短頸廣口瓶比較方便，有第二個反而麻煩。有位美國人問他為什麼當初想分裝到兩個瓶子裡，他答：「一個用來裝脂肪，另一個用來裝錢。」在大西洋的另一邊，大家都被他逗樂了。

當伊夫－熱拉爾．伊洛茲的抽脂革命接近尾聲，場景回到法國，大家終於為這位魔法師般的外科醫師歡慶喝采。他完美貫徹自己所決定的道路，時而擺弄姿勢為雜誌拍照，時而接受一群絕色美女的簇擁，還開了一輛紅色敞篷跑車，欣然接受法國整型外科協會給予他的讚揚。

10 我要我的皮膚像量身訂做的衣服

卡蜜兒（Camille）過去一直很胖。

當然，她深受其苦，可是不知道該怎麼辦。

兩年前，她得了乳癌，歷經乳房切除、化學治療（化療）、放射線治療（放療）……她勇敢無畏的面對它們，甚至帶了點神氣，連她自己都深感佩服。

她結識一個自己，一個她不認識的自己，且欣賞這個新的自己勝過以前的自己。化療過程中，她開始體認到在餘生裡，她不想活在一個肥胖的身體裡。

化療結束後，在腫瘤科醫師的鼓勵下，她決定做胃袖狀切除手術（切除一部分的胃），最後減掉了六十公斤，等同擺脫掉一半的自己。

從她的臉上、表情、微笑、眼神中，可見明顯的勝利，這讓我既開心又感動。

然而，體重的變化造成一些問題，例如皮膚無法回復緊緻，卡蜜兒覺得必須穿一些比較寬鬆的衣服，才能隱藏衣服底下慘不忍睹的景象——乳房少了一邊、身體淹沒在鬆弛的皮膚裡、大腿內側滿是皺褶、肚皮垂墜到遮住恥骨、僅存的一邊乳房乾扁空蕩，垂掛有如降半旗那樣使人哀傷。當她張開雙臂，鬆垮多餘的皮膚如蝙蝠翅膀一般展開；當她往前彎腰，無法緊緊包覆她的皮膚順應重力下垂，讓她的身體淹沒在一個過大的皮囊裡。

她想要重建乳房並切除多餘的皮膚，使她的皮膚像是一件量身訂做的衣服。

這並不是一個侵入性很高的複雜手術，反倒就像裁縫一樣，一切講究細節以追求精緻。

為了把手術次數和時間長度降至最低，必須同時進行兩邊的手術（處理手臂時，也進行乳房、腹部和臀部的手術），其中還要搭配長度略長的縫合。

術後兩個月，卡蜜兒來看我。這時的她穿著迷你裙搭配黑色褲襪，還有低胸的上衣，使那對緊實細緻的胸部引人遐想……更重要的是，她笑靨如花。

對於此次自我決定的重生，她深以為傲，而我也是。

11

有乳房也有陰莖

索尼婭（Sonja）是我母親介紹來找我看診的，她剛到我父母家工作不久。

我的父母雇用她整理家務幾個小時，很快的他們就覺得跟她相處很自在。她照顧他們，幫他們精心打扮，除了整理家務之外，還幫我父親剪頭髮、幫我母親吹梳頭髮、幫他們修指甲……自從索尼婭來到家裡，我父母的生活更愉快了。

替她看診時，我向她表達了感激與欣賞，其他時候的對話則以英文進

11 有乳房也有陰莖

行，因為她住的地方不說法語。

索尼婭今年四十歲，是名跨性別者，剛出生時是男性，但她從七歲起就知道自己是女人，而且想要做人工乳房。

在法國，移除陰莖以塑造陰道（或相反）是個「大手術」，得在獲得授權的公立醫療單位才能進行，例如巴黎的聖路易醫院（Hôpital Saint-Louis）。至於其他手術，像是植入人工乳房、移除喉結、鼻子整型……都可以在私人醫院施作。

本來我和索尼婭的會面應該很愉快，但我其實有點為難——我母親希望我不要替她做這次手術。

我不明白為何要拒絕她，她對我的雙親如此親切，我也替其他人做過這類手術，一切都應該很順利才對，但母親非常在意這件事，還說如果我替索尼婭動手術的話，就不再跟我說話。病人的介紹人自認為對醫患關係有責任，甚至於擁有專斷權，這種現象很奇怪，而我竟然也莫名感到有所虧欠。

我不想和母親起衝突，一點也不想，相較之下，索尼婭就只是個陌生人而已，有好幾十個整型醫師可以幫她動手術，不一定非我不可。假如我幫她動手術，我會認為自己仗著自以為是的正義感忤逆父母。

但在此同時，我也無法想像自己對索尼婭說：「我不能替妳動手術，因為我母親不樂見我這樣做。」

我必須成功說服我的母親，這不是一件容易的事，因為她已經不再說些還算客套的話，像是：「我知道妳心意已決，所以不用再浪費時間告訴我，妳無論如何都會幫索尼婭動手術，而且還希望得到我的祝福。」在知道索尼婭並不希望捨棄男性生殖器，將變得既有乳房又有陰莖後，我的母親認為：「妳不應該參與製造一個怪物，這種手術會毀了妳的名聲。」

後來母親知道索尼婭不是唯一個案，而且我已經替幾位病患做過這類手術，她才終於被說服。當她明白有個跨性別族群兼具乳房與陰莖，而且有些男人喜歡這類跨性別者後，她總算不再阻止我，也不再視索尼婭這類跨性別者為怪物。

我還跟母親提到我的女性朋友：安妮（Anne），她的伴侶離開她之後，投向安琪（Ange）的懷抱，而這個安琪不但擁有乳房，也有男性生殖器，使得安妮開始視跨性別者為不公平的競爭對象，這才完全安撫了我母親。

至於莎樂美，其反應讓我不禁大笑。她說：「索尼婭應該是對的，佛洛伊德（Sigmund Freud）說所有女人都想要一個陰莖（按：佛洛伊德相信女人為殘缺之男，必須學習接受自身的毀傷〔缺了陰莖〕，並據此提出「陰莖欽羨」這個術語）！」

我的整型日記

術後的我，不期待安慰

十二月二十五日星期日

全家共進晚餐時，我的父母、姐妹們、姪子和姪女們……都齊聚一堂，顯得我格外狼狽。我的頭髮奇亂無比，看起來好似脫毛的鳥，眼皮還腫脹下垂到臉頰，沉重的壓在臉上。

手術得到的效果跟我想要的完全不一樣，我成了自己一向避之唯恐不及的模樣。我想挑戰歲月，反而讓自己看起來像個戰敗者、垂死的老人，甚至很像白痴……我剛剛做的事情很可能讓我嚴重衰老，我為此恐慌不已。

11 有乳房也有陰莖

當我恐慌時，我身邊所有人都會跟著恐慌。

莎樂美不敢直視我，用手臂擋在眼睛前面，避免與我對視。

我是個大近視，但現在不能再戴隱形眼鏡，必須改戴墨鏡來掩飾瘀青，可是我沒有可以矯正度數的墨鏡，只好暫時戴著透明鏡片的近視眼鏡。我很不安，感覺自己陷入希臘神話中伊卡洛斯（Icarus）的狀況，因為飛得太過接近熾熱的太陽，反而讓蠟製的翅膀燃燒起來，並融化殆盡。

我看著鏡中的陌生女子，和我期待成為的模樣毫無共同之處，讓我近乎絕望。

我得把這張新的臉納為己有，好能和它共同生活，且讓自己即使一直維持這樣，也不會自怨自艾……無論變得多醜，至少我還可以寫作。

當我們經歷了一次糟糕至極的整型手術，不應該依賴周圍的人給予安慰。我做的這個手術，所有人都夢想著去做卻又不敢付諸行動，或許正是因為難以獲得期待的結果，也或許是因為害怕。

看到我的樣子，大家都很害怕，若說希望得到支持的話，根本就是奢求了……所以這時唯一的解決方法，就是做點開心的事，坦然面對旁人的目光，就算別人說我的樣子多恐怖、說我整型過度、說我不一定能變回正常的臉，都任由他們去說。如果我還要別人來可憐我，總有一天會付出代價，我絕不允許這種事發生。

我的整型日記

暫停，藏身

十二月二十六日星期一

我的樣子誇張到可笑。

我躺在床上，在眼睛上放一袋冷凍豌豆來冰敷，並隨著歌曲旋律不停扭動身體。我突然感覺有人慢慢靠近，便拿起眼睛上的冷凍豌豆，露出慘不忍睹且發紫的眼睛，發現莎樂美正在拍攝我。

她把影片傳給幾個朋友，結果反應十分熱烈。我笑了。

假如我為現在的狀況鬧情緒，那麼就會變成一場鬧劇，沒人關心「我是誰」，或者「我做了什麼」；若我放輕鬆、表現得滿不在乎，那麼所有人自然會不以為意，只是唯一美中不足的是，這難看的樣子讓我挺不舒服的。

幸好我還有漆黑的房間得以好好藏身。

休養期間，我一天會看上兩、三部電影，儼然成了影迷，而我現在的心理狀態就像是碰上比賽暫停。

我的整型日記

接受英雄的存在

十二月二十七日星期二

我開始恢復正常狀態，即使眼睛現在較呈杏仁狀，我依然認得出自己的眼神。手術結果還滿不錯的，只是還有一點腫脹，所以皮膚感覺繃得很緊。

我開始覺得沒那麼慘了，甚至對自己好似無所不能略感雀躍。

我想像自己有一根魔法棒，假如我善用它的話，便能夠好好的和這個身體共同生活、互相妥協、和平共處——我的外表和我的內在，兩者得是相符的。

即使我不喜歡自己，進而想要擺脫肉體，或是感到孤單無依，我仍會完成落在我肩上的艱難任務，直接面對現實，不再妄想著擁有魔法及自我的附加價值。然而現實往往不會讓任何人開心，不論是我或是別人，大家都對於現實感到厭煩。我甚至覺得自己已經脫離現實，就像個固定在原地的船錨。

我的兒子很可愛，常帶朋友們到家裡來玩。和莎樂美不同，他似乎不覺得我讓他丟臉，還認為手術的痕跡不是問題，只有我把它當作問題。他有時候會要求我把眼鏡拿下來，讓他的朋友看看手術的疤痕，如此接受我真實樣貌的舉動，讓我覺得很舒坦。

我回憶起一位女病患，她在做和我相同的手術前，曾問過我需要恢復多久，才能夠不引人注目的去學校門口接五歲的兒子。

我想到我多次要求母親穿灰色的裙子，而不是黑色橘點的突兀長褲；還有我的女兒經常要我在校門前一百公尺放她下車，就因為我的摩托車是醒目的粉紅色，於是我建議這位媽媽，至少十五天內都不要出現在校門口。

結果她第二天就去接兒子了，她兒子還非常自豪的說：「我的媽媽是個超級英雄。」

12

別在無可避免的障礙前無所作為

我的父親是婦產科醫師，母親則是一位非常美麗的女人。我住在一個小城市裡，就讀的學校內，有很大一部分學生都是我父親接生的。

我和我父親長得很像：下巴稍微往內縮、鼻子凸出且有點不成比例、兩隻眼睛靠得有點太近，不像我姐姐是我母親的翻版，大家看到都為之傾倒，就連我也深感著迷。

相似的身材特點，使母親和姐姐常在某一時刻，擺出相同的姿勢。一張開學日拍的照片裡，我母親和姐姐在校門口前等候，而她們兩個擺的姿勢一模一樣，不僅紮著馬尾的頭以同樣方式傾斜，站立時的重心亦放在同一隻腳。另一張照片的她們趴在草皮上，抬著頭側向同一邊，手掌托著下巴，用同樣的表情看著鏡頭。

我母親有一種現代美，她總是留著短髮，長髮時就紮起馬尾，而不是把頭髮吹梳得高高的；另外，她天生麗質，堅持不上腮紅、不化妝、不擦保養品，認為自己有權保持自然，崇尚自然美。

我父親喜歡自由不受束縛的女人，特別崇尚短髮。這對家裡其他兩個女人來說，不是什麼問題，但對我而言卻是場災難，更別提我母親和姐姐不需要做什麼就已經很美了。我很快就明白我的心理障礙，比我生理上的缺陷還要棘手。

我經歷青春期的同時，母親正值更年期，我在這段平行進行的時期，深感憂鬱及困惑。高聳的鼻子在我的臉中央凸出，迫使我只敢以正面對著別人。我看到我的姐姐變成一個女人，而我的母親變老了，宛若母親把她的女性特質傾注到姐姐身上。

我母親不費絲毫力氣就能出眾合宜，例如：她不愛化妝、不喜歡做頭髮、不去護膚美容中心，腳踩的是平底鞋、穿的是米白色矯正型內衣，凡事都不喜歡太過人工化；反觀我，不但妝要塗得厚厚一層才肯罷休，還要足蹬至少八公分的高跟鞋，所以我一點也不理解我母親的想法。我要是沒有耍點小心機來打扮自己，簡直無法存活。

我二十五歲時，母親去做了拉皮。在她動手術的過程中，我在她的病房等她回來，既怕自己再也找不回她，也怕她拉皮後變成另一個人……。她回來時臉上裹著繃帶，就像一條白色束髮帶優雅的圍繞她的面容，而我對於母親的臉龐重回我幼時印象中的模樣，感到驚嘆不已。

我是當時家裡唯一看到母親年輕十五歲的人，一切都很順利，將母親的臉由衰老變為緊緻。她會一直停留在五十五歲，但這次手術還是在她的老化過程裡添加了一道疤痕。

然而母親並不後悔，她說這是必須做的。

在整型手術之中見證快樂和恣意快活的我，聽到母親說：「這是『必須』做的」，**簡直把整型手術只當作老人的保健方式**，好像沒有享受到任何樂趣，讓我很是氣惱。

縱使母親的整型手術結果其實並不理想，也沒有阻止她在十五年後再做一次拉皮，可惜成果並沒有好太多。她也做了腹部抽脂手術，效果相較之下很不錯，但在她的肚臍上方留下了一小條橫紋，不過腹部平坦所帶來的喜悅之大，讓那條橫紋變得根本沒什麼好苦惱的。

可是在某些方面，母親永遠也得不到安慰，任何沒有完全按照她期望進行的事，都會徹底破壞她的興致，進而讓她放棄希望。比方說：一位賓客說他臨時有事不能共進晚餐，或是我的父親錯過了約看電影的時間，又或是她的美麗稍稍減退，對她而言都無可挽救，沒有補救措施能夠加以改善，也沒有方式可以改變命運，任何補償行為都無法改變她的想法。

即使最後賓客處理好事情可以來了，或是我父親道歉，提議看下一場電影，又或是理髮師幫她剪了一個漂亮的髮型、她剛好買到了一款會讓她氣色很好的乳霜，都已經不重要了，因為太遲了，一切都是虛假的，騙不了任何人，尤其是她自己。

看母親如此這般，我只期許自己一件事情：甘於被騙，然後願意相信荒謬的事，還有天馬行空的幻想，同時接受補償和安慰，並樂於創新改變；另外，**別在無可避免的障礙前無所作為，而是積極尋找一條出路**，以及最重要的——勇於相信。但不是傻傻的、消極的、空想的相信，而是配合實際行動，隨時準備好奮力一搏。

只要有需要，那接受整型手術又有何妨？

我選擇一種交易式的女性美，不僅因為我缺乏美貌，更因為我的內心有所糾結。

13 戰勝脂肪。二部曲：把肚子的肉肉移到胸部

不久前，脂肪還是我們的敵人，大家努力對抗、去除，並征服。它貯存在體內，讓身體可以預防飢餓，但實在不利於美學又顯得笨重，於是被視為身體的累贅。

後來，脂肪反而被整型外科醫師看作珍寶。利用抽脂手術，我們取出脂肪，再加以轉換成為填充物；我們也會把多餘的脂肪抽出來，然後注射到凹陷的地方，藉此雕塑體型。而且自體脂肪移植是非常簡單且侵入性極低的手術，不管抽取或注射都不會造成疤痕，頂多只有幾處瘀青而已，術

後十五天內就會消退。另外，做完自體脂肪移植手術後，當天即可出院，且幾乎沒有併發症，效果非常容易掌控，簡直是整型醫師的完美之作。

在醫學中，「奇遇」經常是在對的時間，恰巧發生在對的地點上，狂喜之情就好比滑雪的人正好遇到一片毫無人跡的積雪，滑出第一道痕跡。而我的奇遇，就是遇上整型界的移植填充世代。

當然，故事的開端是在伊夫－熱拉爾．伊洛茲發明抽脂手術之後，畢竟沒有抽脂手術，就沒有脂肪移植。

脂肪移植技術的「始祖」要追溯到一位名叫西德尼．柯爾曼（Sydney Coleman）的美國人。通常在醫學上，記錄某項技術的標準化程序並將其發表於著名期刊上的人，便享有該技術的信譽。在實務上，大部分的創新都和技術的演進發展相關，而且往往在數個國家，同時有數個團隊研發該項創新技術。

柯爾曼是首位在享譽國際的科學期刊上，發表取出脂肪、處理脂肪和注射脂肪之方法和標準程序（包括取出脂肪的套管直徑、如何準備套管、使用何種注射器、利用何種套管將脂肪注射到需要的部位）的人。剛開始他主要是將取出的脂肪移植到臉部，例如：加強顴骨弧度、填補眼窩、使臉頰線條更圓潤、讓嘴唇更加豐滿……。

這項技術很容易施作，也比玻尿酸之類的填充劑來得更環保，使脂肪裡的幹細胞能夠「再次更新」組織。因此，脂肪移植不但能夠重塑皮膚的體積，也能改善膚質。

這個方法很快就被所有的整型醫師採用，造就出一大群蘋果肌鼓得像屁股的美國女人，顯然美國人把這項技術發揮到淋漓盡致。

相形之下，**將自體脂肪移植到胸部的施行難度較高**。其好處很明顯：只要有足夠的脂肪可抽取（通常來自腹部、臀部和大腿上部），即可用來隆乳，一方面效果非常自然，另一方面不像人工乳房那麼麻煩，既不用維護、不用追蹤檢查、不用每隔十五年考慮是否更換、不會變形、不會有異物，而且沒有疤痕。

此外，這種物質是可以塑型的，所以能夠雕塑乳房形狀，增大特定部分的體積，唯一的技術限制是**不能夠一次大量注射**。如果超過一定的量，被注射的細胞會因為來不及快速形成血管而被消滅，所以有時候需要再做一次手術，才能達到預期的效果。

我們過去遇到的問題，清楚說明了創新面臨的困難。

我們知道平均每八位女人，就有一位會罹患乳癌，所以乳癌篩檢應是全國性的活動。大力推行隆乳的創新技術之前，必須證明該技術不會增加罹患乳癌的風險，且不會妨礙篩檢（不能干擾放射線檢查）。然而，白老鼠研究顯示，假如我們在一邊的乳房注射癌細胞，另一邊乳房注射癌細胞與脂肪細胞，則有注射脂肪細胞的那一邊，癌細胞增加的速度比較快。由此推斷，**脂肪細胞似乎會「供給營養」給癌細胞**。

另一方面，填充物會影響乳房X光攝影，恐有錯失發現乳癌的疑慮。

但放射科醫師很快表示，即使填充物會干擾乳房X光攝影，也不會妨礙乳癌篩檢。比較困難的是要證明脂肪移植不會增加「發生乳癌的風險」，或是「復發機率」。

這樣的結果讓大眾無法安心，畢竟會選擇動手術的人，都習於評估整型手術的美感效果和併發症，而非面對死亡的可能性。假如該技術確實會助長乳癌發生或是妨礙乳癌篩檢，那麼我們在替數百名婦女動手術後的五年或十年間，應該可以知道自己是否該為這些婦女罹癌負責。

當然，我們也能對人工乳房提出相同質疑，但六十年前沒人提出這種質疑，至今人工乳房也經過長時間的考驗，都沒有發生一樣的情況。

設立整型外科專科的醫院不多，在巴黎地區也只有三家。整型外科醫師通常單獨工作，且不會被安排去做需要統計學家和數據庫的臨床研究。我們的稀有程度，讓我們好似同時握有一根魔法棒和一顆定時炸彈。

幸虧尚－伊夫．派提（Jean-Yves Petit）做了相關研究，他是一位法國整型醫師，曾經任職於古斯塔夫－魯西研究所（Institut Gustave-Roussy，為一家歐洲領先的綜合性癌症研究中心），隨後到米蘭工作。尚－伊夫．派提富有懷疑精神，總是研究個不停，而且對脂肪移植抱持著非常謹慎的態度。因為在一家大型的私人抗癌中心工作，所以對於進行此項研究，他可謂坐擁地利之便，兼具私人企業的靈活性和抗癌中心的權威。

他開始採用「病例對照追溯研究法」，也就是一位施行脂肪移植的乳癌患者，以未施行脂肪移植的另外兩位乳癌患者作為對照，而病例對照務求兩組患者年齡和罹癌時間相同、具有相同的特徵（腫瘤的體積、腫瘤的組織、淋巴結的狀態）、採用相同的治療方法……在追求近乎相等的情況下，比較脂肪移植是否會影響病情發展。

該研究總計採集了數百個病例來完成，如果統計數據顯示：移植脂肪患者的癌症復發頻率較高，或者復發時間較早，就意味著自體脂肪移植仍有一定的危險性；但如果統計數據證明，自體脂肪移植僅會微量增加乳癌風險，那麼就必須另外採集許多研究病例並追蹤足夠的時間。

直到二〇一五年，法國健康總署（Haute Autorité de Santé）發布了一份文件，證明脂肪移植的安全性，脂肪移植手術才得以真正啟用。

14

渾圓的屁股

在二十年前的法國，理想的體型是小臀部配上大胸脯，但在巴西或非洲，渾圓的臀部倒是一直很受歡迎。後來，女明星金．卡戴珊（Kim Kardashian）和碧昂絲（Beyoncé）將大眾品味與要求導向了其他方向。

莫妮卡（Monica）是一位三十五歲的豐滿美女，正穿著丁字褲站在我面前。她很高大，一頭黑髮傾瀉而下披在肩上，偌大的藍色毛利刺青位於腰部下方。她看起來有點像在生悶氣，又顯得無精打采；她先生則坐在一張有扶手的椅子上，一臉惱火，但我感覺他們兩個其實是一個鼻孔出氣的，而且還樂在其中。

莫妮卡要隆乳和豐臀。我是小尺寸隆乳專家，對於選擇人工乳房，我是「小一點比較好女士」，所以我的顧客大都以自然為優先考量。通常追求大尺寸的客戶不會來找我看診，而是會求助於其他整型外科醫師（通常是男醫師），但莫妮卡卻選了我。

我幫她動手術，植入了人工乳房，而這個人工乳房比我原先希望的大上許多。

當莫妮卡從麻醉中醒來，她摸了自己的胸部後落下斗大的淚珠——她並不滿意，理想中的胸部應該還要更大才行。她既失望又難過，她先生倒是擺著一貫的惱火模樣，始終支持妻子追求她想要的外表，不過他覺得她現在的乳房很好，手術前的乳房也很好……。

我明白我搞錯了，原來她真正期望的是非常巨大的尺寸，而非夠大就好。趁她仍然禁食空腹，我決定馬上更換成更大的，替她植入容量七百毫升的人工乳房。

她好開心，她先生也是。只有我覺得自己像個內衣銷售員，提供了一些內衣讓人試穿，而我的顧客離開時，穿了一件大得誇張的內衣。

幾個星期後，他們回來找我看診，這次打算豐臀。同樣的劇情再度上演：莫妮卡只穿著丁字褲，凸顯她胸前那兩顆「木蘭飛彈」；她先生為之著迷，夢想著達成她的願望，但也不過度鼓勵她整型。

和她商量過後，我決定利用一小部分的腹部脂肪，來填充加強已經非常適宜的臀部曲線。這個要求不同於我們的國情，但仔細想想也沒什麼不當，其他許多客戶有更奇特的要求。

我很確定她想要比較渾圓的屁股，這很適合她的風格，所以我樂見其成。我沒必要鼓勵每個人都整成相同的模樣。

幾個月後，莫妮卡重回手術室，將腹部的脂肪抽出後注射至臀部。她

14 渾圓的屁股

當天就出院了，雖然稍感疼痛，但對於成果非常滿意，術後也沒有任何狀況發生。

今天，他們再次來到我的辦公室，還帶了花送我，令人感到愉悅。

莫妮卡對她的臀部很滿意，但還想要變得更大。

我努力試著勸退他們：「妳現在這樣棒極了。」

她回答：「對，但如果沒有風險，我們可以做得更大……。」

我從更實際的面向給予提醒：「這樣一來，妳的屁股可會花掉妳一大筆錢喔！」

最後由她先生給出結論：「醫師，沒關係，只要能讓她快樂……。」

15 拜師。我自我的

為了學習外科手術，我一直在尋覓一位良師，最好是名大師……。

青少年時期，我在一個偶然的機會下成為業餘體操運動員，當時我家旁邊有一間健身房，裡面有一位出色的教練。我起先只是到那裡看看，後來受到天才教練的訓練，進而參加了一些競賽。這位教練極具熱忱且要求嚴格，所以學習變得很容易又令人興奮。

醫學院一年級時，我聽人提起保羅・塔希耶（Paul Tessier），透過那些訊息，我對老師有了初步認識。

15 拜師。我自找的

這是一則傳奇。那時他六十五歲，而我十八歲。

所有的外科醫師都夢想發展一項技術，不過極大部分根本不會創造任何新東西，而那些懂得創新的外科醫師，他們所帶來的通常是極微小、但很重要的技術改進，推動事物稍微往前進步。

塔希耶將整型手術的極限更往前推進——創造了顱顎面外科手術。他請一名神經外科醫師將大腦從顱骨剝離，以便將眼眶周圍的骨頭分塊移動且不造成任何損傷。他以無懈可擊的冷靜和嚴謹完成手術，因為正如他所說：**「做外科手術沒有嘗試這回事。我們不是天才就是凶手。」**

他做事嚴謹的態度吸引了我，讓我好想跟在他身邊學習。

由於沒有認識的人可以把我引薦給他，我決定到他的門診掛號。

他的診所位於克勒貝爾大道上的一棟豪華公寓。寬敞的候診室裡約十來個人候診，大都為世界各國的中產階級女性。我原本還心想：「怎麼沒看到任何畸形的面孔？」接著就發現另有一間獨立的候診室，是專為修復手術所設置的，真是明智的做法。

看起來可能要等很久，於是我向祕書提出最後再來看診。等我見到保羅．塔希耶的時候，已接近午夜時分……。

他的話不多，身材部分纖瘦挺直，個子很高，穿著打上領帶的襯衫，再搭配粗呢外套，坐在自己獵得的兩根巨大象牙之間，看起來威武、懾人又感性。

我跟他談到我的鼻子。他建議我做側面成形術，將鼻子縮小並將下巴往前推。理論上他說得對，但我仍然遲疑了一下。

他問我從事什麼行業，我抓住機會談及我的醫學院背景，並希望能在他身邊學習。他猶豫了一下，然後聳聳肩，「等妳有能力替我兒子動刀，我都離開人世了。」

當然，我並不指望他會伸出手臂抱抱我，然後親吻一下，但這回答實在是……。

15 拜師。我自找的

幾天後，我收到臉部修改的照片。老實說，我討厭他對我的鼻子所提出的建議。一來這鼻子太直、太尖了，讓整張臉看起來根本不再是我；二來這將會很明顯是整型來的，我絕不冒這個風險。不過，把下巴往前推就很吸引我了，這樣可以平衡臉部，在臉型不變的前提下讓臉部更加和諧，正是我最理想的整型情況。

經過考慮，下巴是我的第一個整型部位。

手術安排於下午四點，但我早上十點就抵達診所了，不過排在我前面的手術耽誤了時間，所以我一直在病房等到晚上八點，這讓我越發恐慌。

我聽到走廊的聲響——好幾個小時了，他們還在進行同一個手術。

一股罪惡感莫名油然而生。我已經不太清楚自己為什麼會在這裡，而且就為了讓下巴往前推進區區幾公釐，而橫死在一間診所的地窖裡（他把手術室安排在地下室，不知道哪裡來的靈感），真的值得嗎？

我在走廊遇見了一位我父母的朋友，當我向他表明自己等會兒要動手術把下巴往前推，他認為我瘋了。我反而比較擔心輪到我動手術的時候，塔希耶已經很疲倦、惱火，甚至對我的手術感到厭煩。

我決定吃一顆蘋果稍微果腹一下。就在我剛啃完蘋果不久，負責推病床的人正好過來找我，那時已經晚上十一點了。

我到了地下室的手術室，莫名深信麻醉醫師會拒絕替我麻醉，然後每個人就可以輕鬆回家。

我跟麻醉醫師說：「我吃了一個蘋果。」她聳聳肩，有點不耐煩，然後注射。都已經午夜了，況且我並非空腹，照理來說應該不能麻醉，但沒人在乎我，我就像要去送死一樣。在我全身麻醉後即將睡著前，我根本沒看到塔希耶的身影。

術後第二天，我也沒有見到他，來巡視的是他的助理。

我活像個白痴一樣坐在床上，臉被包紮的紗布團團纏繞，心裡想著他穿外科醫師的手術服肯定也帥極了，我想要從事和他一樣的職業。

我的整型日記

不正常的正常

十二月二十八日星期三

比前一晚更糟！

我像個被狠狠揍過的醉鬼，但我必須表現得優雅又精神煥發，誰叫這是我自找的呢？今天是第八天了，我的樣子依然醜得要命。

我周遭的人都說還好，但這樣更糟。我寧可他們嚴厲批評，這樣我還可以把這些惡意想成嫉妒，但現在我只覺得他們在可憐我。

我繼續關在家裡寫作，不好意思出現在小孩和他們的朋友面前。我看起來像個遭遇不幸的女人。

但當我戴著眼鏡走在路上，沒有半個人注意到我，我感覺自己像個透明人，彷彿不存在一般。我甚至去看了電影，也替幾個患者看診，一如往常，根本沒什麼人特別注意到我的樣子。

這段期間，我的左眼不停流淚，右邊乳房更腫成兩倍大，感覺非常難受。

診所裡的外科醫師都去度假了，我不想打擾他們，也不願意向他們求助。他們度假時，值班的工作就落到我的頭上，我得幫忙照顧他們的病人。

照理來說，他們絕不會在啓程前一天替一個「正常人」動手術，因為這太危險了，很可能會有突發狀況，反而把假期搞砸。

我起初考慮自己動手穿刺乳房，但後來還是放棄了。我應該等班特雷回來。

我的整型日記

被人打腫的眼睛才酷！

十二月二十九日星期四

當我醒來時，鼻子正在流血，左眼皮也黏住了無法張開，而且右乳很難受。我步履艱難的走到浴室，用棉花棒撥開沾黏的眼皮。我端詳鏡中的自己，雖然恢復得很慢，但確實比較好了。

獨自一人在巴黎、不成人形、時間是聖誕節和新年之間……聽起來好像很慘，但還有其他更糟的情況。

假設我現在待在家裡，那麼就會被迫參加一些沒完沒了的家庭聚餐，並在大吃大喝中無聊度日，想著十二月三十一日要做什麼。老實說，我討厭聖誕節和新年。相較之下，獨自在這裡光著腳丫閒晃，配上一件牛仔褲、一頭蓬鬆亂髮，外加像被人打腫的眼睛，我覺得更自在、更酷。

透過腫脹的眼睛來看這個世界，我感覺自己的眼光和視野都改變了，彷彿有一層棉花和一個稜鏡，介於世界和我之間，實屬一種脫離現實的特殊體驗。

整型的原因有好多種，有人是為了取悅自己才整型（我便是其中之一），這種想讓自己更好的心情，跟刺青和穿洞沒兩樣。

我有一種預感，這將是我最後一次整型，但我不希望自己真的如此。我希望自己能多多少少和現實繼續對抗，這樣感覺更有生命力一些。

16 我曾是夜班外科醫師

我今年二十四歲，剛剛通過住院實習醫師考試，即將成為外科醫師。今天是我在一般外科首次接受培訓的第一天。我完全不知道要做什麼，只被告知晚上要值班，所以今天也是我初次值班。

在這個小醫院裡，我是夜間唯一值班的外科醫師。主任傍晚準備離開醫院時跟我說：「如有需要，妳可以隨時找我，我會在三十分鐘內趕到；遇到緊急情況時，這裡還有一位麻醉醫師正在待命。要是妳讓我晚上好好睡覺，早上我可以協助妳做手術。」

我讀了七年醫學系，目前是普通內科醫師，還不是外科醫師。外科是份需要心靈手巧的工作。

未來十五天內，我很可能會學習如何割盲腸。這讓我很開心，但我自知未來再也不會替人割盲腸——因為我要當整型醫師，將手術刀停留在身體表層。我一點都不喜歡面臨生死交關的時刻，只想讓手術範圍局限於皮膚表面、筋膜之上。

今天一整晚，我誠心誠意且仁至義盡的處理了好幾次不是很緊急的急診，像是請某位女病患顧好自己養的貓咪，以免她隔壁床的杜施莫（Duchmol）太太拒絕留在醫院；以及幫一個病人取出刺入皮肉的刺；還有替傷患的腳踝裹上石膏……緊急狀況還真不少，混雜著荒謬、好笑和生老病死。過了午夜，一切總算平靜下來。

凌晨三點，我身穿深綠色的手術服，直接睡在骯髒不堪的值班室裡。

我不是很清楚自己具體位在醫院何處，因為我還沒有完全搞懂醫院的平面位置圖。

突然，我的呼叫器響了，同時閃爍著紅光。我明白那是什麼意思：立刻到急診室！

我半睡半醒的起身前往急診室，趁著中途經過值班室廚房，隨手抓一塊麵包來補充糖分讓自己清醒，並試圖找到正確的路。

等我抵達時，我才意識到自己位於重傷救治現場。此時全部的人擠成一團，包括消防隊員、警察、緊急醫療援助隊（SAMU）……其中有人發號施令，伴隨警報器作響的聲音，死亡則安靜的瀰漫著。

我聽到有人說：「外科醫師在這裡！」一群人自動讓出一條路給我。只見中間的擔架上躺著一位非常年輕的女性，一頭閃亮金髮，皮膚非常白皙，T恤和胸罩從中裂開。她滿身是血，尤其腹部特別多。

人聲嘈雜：「子彈傷口／她被打穿了／夾緊主動脈。」我消化訊息的同時，一位護理師遞手套給我，另外一位遞上手術刀。

不該由他們來命令我夾緊主動脈！我邊想邊靠近傷患身體，看著自己缺乏經驗的手，拿著如同玩具似的天藍色可丟棄式手術刀，遲疑了一會兒才切開肚子的皮膚。我就像傀儡一樣，讓自己按照麻醉醫師的指導去做、讓自己的雙手聽從他的指示。

這是我第一次把手放進身體內部，感覺溫溫的，還帶了點甜味，緊接著感受到已微微滾燙且糊成一團的混雜物。我不知道主動脈的確切位置在哪裡，只看過解剖圖上的平面腹部，而不是如此血淋淋的真實腹部，但解剖圖顯示主動脈在底部，於是我推開內臟想向下觸摸，它們卻又馬上滑落到我手上。我認得其中幾個內臟。

我明白其他戴著手套的手正試圖協助我，期間我聽到「她不行了」、「按摩」，隨即和麻醉醫師對視一眼，發現他的眼睛烏黑水亮。

他說：「把妳的手放在胸腔，直接按摩心臟。」我聽從指示，將手伸進胸廓抓住已經沒有活動力的心臟，然後鬆手又握住。心臟好小啊。我記得按摩心臟時的頻率，得依照比吉斯（Bee Gees，來自英國的三人樂團）〈要活著〉（*Staying Alive*）的歌曲節奏……我一直想著那首歌。

他對我說：「停。」我遵照指示停手。

這個女孩年僅十九歲，因為沒有經過大人允許就跑出去，所以回家準備就寢時只好偷偷摸摸的，卻被叔叔誤以為是竊賊，慘遭開槍誤傷。她叔叔傷心到幾近昏厥，整個人仆倒在急診室的地板上，附近有一灘尿。

術後，我腦袋一片空白，坐在宿舍的臺階上。白天即將來臨。

一個男孩過來坐在我旁邊，我心不在焉的看了他一下。

他把手放在我的肩上。「我是曼紐（Manu），值班的麻醉醫師。妳還好嗎？」他說：「我們得睡個兩小時，否則無法擔保明天會如何。」

我聽從他的話，窩進床鋪中。

17

救活？還是剛好沒讓他死？

我曾有一天，很幸運的挽救了一個生命。一般醫師很常有這樣的滿足感，但整型外科醫師可沒有。

當時我三十五歲。那天我工作到很晚才下班，穿著手術服，外罩醫師白袍，到更衣室換好衣服準備離開。那個時候已經是深夜了，大廳入口一片昏暗。

突然路上冒出一對夫妻，急急忙忙的衝向我，兩個人都嚇到說不出話來，懷裡有一名臉色發青的嬰兒。

17 救活？還是剛好沒讓他死？

我將嬰兒抱過來。看看四周後，沒有看到其他人的身影，於是我推開手術室的門——當時只有逃生出口的綠色燈光還亮著——把嬰兒放在手術檯上。他已經沒了呼吸，心臟也停止跳動，甚至全身發青。

我立刻幫他做心外按摩和人工呼吸。

我可以感覺他的父母站在我身後，嚇得全身僵硬，我自己也是。除了繼續按摩和人工呼吸，我別無他法，整個身體和腦袋好像凍結了。

嬰兒依舊毫無動靜，但我不能停止心肺復甦術，稍微中斷也不行，唯恐他會離我們而去。我對嬰兒一無所知，只能推測他如果活著的話，應該會哭叫或是掙扎，但礙於逃生出口的綠色燈光，我現在連他的身體是否不再發青都無法辨別……。

我獨自一人關在這個幽暗冷清的手術房裡，努力挽救一名可能已經死去的嬰兒，不敢想像停下之後面對其父母的光景。

我記得這種情況必須做心外按摩和人工呼吸，不要有任何遲疑，一直做到救援抵達。假如有什麼必做事項，他們會接手做下去。

我不能接受自己在這個泛著微弱綠光的手術室，獨自向孩子的父母宣布死訊，況且我自認沒有能力分辨這個孩子是死是活，只能安慰自己並非看病的醫師，而是一個整型外科醫師，以此讓自己的心裡好過一點。

經過了漫長的幾分鐘，孩子的父母從極度驚嚇中稍微恢復過來，我也整理了一下思緒。他們其中一人決定出去尋求協助。

當手術室燈光亮起，婦科醫師菲利普（Philippe）出現在我眼前，並對我說：「停。」我停下來，恐懼感仍縈繞心頭。

過不久，那名嬰兒開始呼吸了！

天啊，一名活生生的孩子可能已經被我折磨了十五分鐘。

他的父母說他們當時在車上，孩子就在母親的懷裡，當他們察覺到嬰兒臉色發青，馬上施予急救，但孩子沒有任何反應。情急之下，他們一看

17　救活？還是剛好沒讓他死？

到診所招牌就跑了進來。

我評估這孩子腦部缺氧的時間，應該是二至十分鐘。縱使十分鐘聽起來很快就過去了，但若是腦部缺氧，十分鐘卻是一段很長的時間。

在等待緊急醫療援助隊到達以接手照護工作，並將嬰兒轉送到新生兒復甦中心時，我仔細察看嬰兒，確認他一切安好。

他稍微動了一下，但沒有哭。

我輕輕捏了他一下，想知道他會不會給點反應，不過他一動也不動。我捏了捏自己，並沒有什麼感覺。也許應該捏得重一點。

我又捏了嬰兒一下，目光正巧對上他父母懷疑的眼神，我只好立刻停下來……。

當小兒科緊急醫療援助隊一抵達，整個氣氛忽然改變了，既充滿英雄氣勢，又超有效率。他們裝上感應器，輸入點滴，測量、登記資料數據，然後準備和孩子的父母一起送孩子到中心去；警示燈再度旋轉，警笛隨之鳴響，他們保證孩子一切安好。

菲利普陪著我，而我的思緒還陷在方才的混亂裡，尚未完全回神。

我問他：是覺得我救活了一個死去的人，還是奮力在救一個活得好好的嬰兒？

他表示──實際情況很可能是我將一名猝死的嬰兒從鬼門關拉回來。

我說：「你真的這樣認為？你搞清楚喔，以免我壓壞了一個正在睡覺的小傢伙的胸腔。」

菲利普被逗笑了：「他會掙扎的。」

我承認，我不知道如何區分死者和生者，也從未真正接觸嬰兒。

回到家後，我滿心喜悅，細品這種介入生與死之間、捍衛保護、擔負重任、當一名醫師的神聖感覺，其餘的對我來說都已模糊不清，亦不那麼重要。

18 大根、大蛋

西元二〇〇三年時，我結交了一名泌尿科的醫師朋友，名叫克羅帝（Claude）。他和我在同一間診所工作，而且我們的手術時間安排在同一天。他想要學習植入手術，替他的病人增大陰莖。

我了解女性想豐胸的夢想，卻無法理解男性想增大性器官的心理。對於陰莖的大小，我覺得男人似乎比女人更有興趣，但這純粹是一種心理作用，卻總有人認為增加或減少幾公釐能夠改變人生。

我們說好一起替病人做手術。

當我進入他的手術室，一切已準備就緒。病人全身覆蓋著藍色無菌墊單，只露出在無影燈照射下的生殖器，以及環繞周圍的四顆睪丸——兩個正常大小，還有兩個加大的。

我凝視著眼前的景象，對於這奇怪的構造略感疑惑。由於病患想要增大生殖器，克羅帝便在他的陰囊裡植入加大的人工睪丸，把真的睪丸留在原位（現今的技術已經改變，外科醫師會利用人工真皮包覆住真睪丸，以此增大體積）。

這個病患的要求對我來說完全難以理解，我從未聽過一個女人談及伴侶的睪丸大或小有什麼優缺點。我還詢問了一些女性，她們都回以疑惑的眼神，一句話也沒說。

克羅帝跟我解釋原由：他的病人是撲克牌玩家，當他想下大賭注嚇退對手時，就需要摸摸他的睪丸，讓他確實感覺到自己握有一些「大東西」（牌組）。

18 大根、大蛋

這個男人沒有認為自己有了四個睪丸會變得更性感，這點讓我放心不少。原來是為了下大賭注時，要「切身感覺」自己拿到大牌，才動了此念頭。我終於明白來龍去脈。

如果不明就裡要醫師拿起手術刀，貿然進犯一個人的身體，那是很困難的，我們多少會了解病患選擇整型的原因。

我們還為這位撲克牌玩家動了陰莖增粗手術——先從大腿抽取脂肪，再將脂肪注射到陰莖皮膚表面的下方處，像袖子般包覆住原本的陰莖，使陰莖增粗。

當晚他就出院了。

無論病人的目的為何，**我們是整型醫師，不是來維持秩序的**，沒必要以自己的想法插手太多事情。

19

GG呢？它早上還在的呀

他今年十八歲，因為性器官沒有達到他認為體面的標準，所以有超級嚴重的心理障礙——他認為這樣的性器官不可能有正常的性生活。

我必須仔細檢查一下。

但我不是心理醫師，而是整型醫師，只處理表面的外科醫師，所以內心糾結不在我的處理範圍內。

他窘迫的情緒溢於言表。他艱難的解開褲頭的扣子，往長褲裡胡亂翻找，在內褲和牛仔褲之間不知所措。

19 GG呢？它早上還在的呀

我看到他眼裡透露出驚恐。

他驚惶失措的看著我：「醫師，我向妳保證，它早上還在的！」

我笑了出來，迎面而來的是他眼裡閃爍的恐懼。

最後他因為我的笑，也放心的笑了。

20

私處整型

西元二〇〇〇年開始，性器官和整型外科技術的美學比例標準問世，這些在我剛開始讀醫學院時並不存在。

在色情影片普及不久，由於性器官的坦誠相見，建立起最初的性器官美學標準，進而促進初代性器官整型手術的發展。

願意接受剛推出的新技術的患者，可能是極度畸形，或是早就被心魔糾纏的人。與其停留在原來的可悲狀態，他們寧可當實驗室的白老鼠，嘗試新的技術。

替他們動手術的往往是整型外科界勇於冒險的醫師，這些醫師富創造力，但未必嚴謹。這群醫患是先鋒，更是冒險家，開拓出新的道路。

漸漸的，這項專業技術會「失去改革特性」，輪到比較缺乏想像力、但較具完美主義性格的外科醫師（要求品質對一位優秀的外科醫師來說不可或缺）開始投入。

在此階段，手術結果已經稱得上可靠且穩定，同時，一些希望矯正缺陷、但不至於無視風險的患者也願意接受這項專業手術。

如今，填補大陰脣使其變得豐厚性感、修整小陰脣以免過於肥大、縮減陰道直徑、注射玻尿酸填補G點使其更加凸出、漂白肛門、增長或增粗陰莖（或都要）、改善陰囊下垂、增大睪丸等，都可以做到。

最初是先有需求才有技術供應，後來很快的出現一種客戶群，他們因為技術的進步而激發出新的需求。其整型的主要目的是為了快樂、追求更美更好，甚至超過實際需要。這時便是實務練習已臻於成熟可用的徵兆，愛好者可以享用該專業技術而無風險之虞。

仔細想想，當性器官的美容專家也滿好的。

21 口紅配上鬍鬚

多明尼克（Dominique）穿了一套經典款的米色女性長褲套裝、灰暗的絲質女性長袖襯衫、低跟的仿鼴鼠皮薄底淺口皮鞋，搭配一個有些笨重的手提包。她留著一頭中等長度的棕髮，漸層打薄，耳上戴著珍珠耳環，臉上除了很淡的妝以外，還有……一撮真真實實的鬍鬚，厚重、濃密，且精心修剪過。

當她走進我的辦公室，我只覺得怪怪的，但沒有馬上意識到是哪裡不對勁。過了一會兒我才意會過來——口紅和鬍鬚，這兩樣東西不太常搭配在一起。

她來的目的是施打肉毒桿菌。我幫她打了幾針，然後送她出去。到了大門口，她說：「我現在正處於女性化的過程。」

聽到她說出內心的祕密，我鼓起勇氣提問：「那……既然如此，為什麼妳還要留鬍子呢？」

多明尼克有些臉紅，「這是因為我男朋友的緣故，他喜歡這樣。」她沉思了幾秒鐘，囁嚅著說：「妳知道，人生不是那麼簡單的。」

21 口紅配上鬍鬚

我的整型日記

世上最合理的事——花錢挨刀

十二月三十日星期五

情況好些了。我總算恢復平靜，覺得自己已經沒有那麼可憐了（好吧，其實我仍然看起來像六十五歲，甚至像個來自十六世紀的老奶奶）。

我覺得自己彷彿住在一個正處於轉換過程的身體裡。

以如此侵略性的手段使自己變得更美，必定令人感到罪惡，而這個罪惡感助長了他人激烈到形同鞭笞的評論。有些人就是非得要跟我解釋，說一張臉整到膨脹又緊繃是多麼可憐。

如果我寧可變成這副可憐樣，也不想像個老奶奶呢？如果這樣讓我不那麼害怕呢？

整型後帶來的灼熱疼痛感，讓我的臉熱得像被摑了一巴掌，只是這巴掌是我自己要求的，我甚至花錢雇用共犯，請他們揮出那一巴掌。我感覺這股灼熱帶給我劇烈又凌厲的痛苦，迫使我付出慘痛的代價。我想找個跟灼痛有關的諺語，最好充滿正面意義，卻一個也沒找到……灼痛本身就伴隨著挫折而來。

我令別人感到渾身不自在。

當然，我的臉看起來不再一樣，大家認為是因為眼窩凹陷、眼瞼肌無力，還有眼袋脂肪的關係。隨著歲月增加，對於一個稍微了解解剖學的人而言，總是禁不住猜想皮膚下的情況。

其實我並未因此深感痛苦，只是不想放棄扮演女孩的角色，成

21 口紅配上鬍鬚

天夢想著變得更美、掩飾所有缺陷，並期待時間補救一切。如果可以的話——說出來可能有點滑稽可笑——最好年輕男孩因此對他的女伴感到厭煩，而別的女孩會嫉妒我。我承認這般想法俗不可耐，但我是一個整型醫師，我容許自己這麼做。

為了保持生氣勃勃、活力充沛，且除了渴望他人以外，也期許受他人渴望，我去做了整型美容手術。我看似熱衷於整型，不過並不過度追求，凡事合乎理性。

我喜歡經常矯正一些小地方，也會定期做保養手術，畢竟連車子、沙發或一件洋裝都要保養了，更何況是人呢？

22

活在別人的樣貌裡

娜塔莉（Nathalie）很漂亮，高䠷、纖瘦、出眾，今年五十歲。她戴著一副大太陽眼鏡，大到把她那張悽慘又表情僵硬的臉遮住了一大半。

六個月前，一位整型醫師替她動了手術，從此以後，她再也認不得自己，彷彿活在惡夢裡。

她懇求我做點什麼來幫幫她，從她的聲音裡，我深刻感受到一股急切和絕望。

她摘下眼鏡，露出驚恐的眼神。

這張臉並不醜，但，這不是她。

回不去了，原來的面孔已然離她遠去，她被迫戴著一張陌生人的臉生活，這樣的事實讓她難以接受。

她告訴我，她當初只要求整型醫師讓她看起來容光煥發一些。

這位整型醫師依照要求，替她做了眉尾拉提，把眼睛整得更呈杏仁狀，額頭和眉間的皺紋也去除了，還做了蘋果肌豐頰手術。毫無疑問，這是經過她同意的。

她給我看手術前的照片。照片上是一位五十歲的漂亮女人，和我面前這位並沒有太大差別，甚至客觀的說，**手術的確改善了她的容貌，但……她不認得自己了**。她活在別人的樣貌裡。

她在我面前啜泣。

我完全幫不了她。

我認識替她動手術的整型外科醫師，也清楚他做了什麼手術，卻無法幫上任何忙——因為確實沒有瑕疵。我知道這種技術，也知道是保羅．塔希耶把它發揮到極致的。

娜塔莉所做的上臉部拉提手術，在塔希耶那個時候，並不是用來美容整型的。這種手術的切口隱藏在頭髮裡，從一側耳朵經過顱頂，再到另一側耳朵；這條途徑可以進入上臉部所有骨骼結構，包括顱骨、眼眶、顴骨、上顎骨和鼻子，不論是打碎、移位、磨削，或是雕塑骨頭的凸出部分，都可以做到。此技術最早用於治療嚴重的臉部畸形，像是眶距增寬症（Hypertelorism，兩隻眼睛之間的骨裂縫，造成兩個眼眶之間的距離增加）、克魯松氏症候群（Crouzon Syndrome，顱骨過早癒合，導致眼球嚴重凸出、上顎骨過小），也可用於治療臉部爆裂性骨折，並且不會留下明顯疤痕。

保羅．塔希耶說：「能成就大事者，亦能做好小事。」他利用這種整型手術，來拉提、重塑臉的上半部。

保羅．塔希耶習慣做重大的顏面手術，在整型手術和恢復年輕方面，將想像力和創造力發揮得近乎淋漓盡致。例如：我有個二十歲的妹妹想變得更漂亮，他就建議她把上、下顎骨都打碎，好讓臉部縮小幾公釐，幸好我妹沒聽從他的建議。

保羅．塔希耶替很多女人動過效果驚人的手術，即使不到讓人認不出原貌的地步，但這些女人的確有很大的改變。如果那正是她們原先所追求的，她們自然會很開心。

像娜塔莉這樣，藏在「面具」底下惶惶不可終日的人並不多。而大部分擁有這般臉孔的人，其實什麼也不做，就這樣。

23

我的香腸嘴和玻尿酸解藥

我會親身試用過所有我會使用到的產品，也會自己注射肉毒桿菌和玻尿酸，甚至是換膚。

我們現在所使用的產品是可吸收的，另外，就算術後成果不太完美，也有「救命解藥」——有一種玻尿酸酶（Hyaluronidase）可以在一個小時內，將我注入的玻尿酸溶解完畢，讓我修正局部不平的地方。這使我們可以摸索、試驗、排除錯誤，並找到最巧妙又有效率的注射方法。

自己親身試用，幫助我很快了解如何使用產品，藉此得知：注射該產品時是否會痛？好不好操作？是否可以注射於固定位置？是否會膨脹或者使皮膚緊繃光滑？是否會吸收很多水分？（產品吸收越多水分的話，就會讓皮膚更緊繃光滑，在雕塑時增加精確掌控的困難度，所以我們會盡量避免使用。）

有一天晚上，我離開診所時，發現一盒新產品，是一家實驗室寄來給我測試的。我連外套都沒脫，拿了針筒便往自己身上注射了幾滴，隨即獲得完美效果——這個產品很容易置入定位，只要搭配局部麻醉，再緩緩注射，就不會引起疼痛……我看著自己，對結果感到滿意。

我回家拿了行李，然後跳上火車，打算到山上和朋友會合。一進到車廂，我就一路睡到抵達目的地，接著下了火車、改搭計程車，腦袋昏昏沉沉的倒在車上，直到旅館門口才完全清醒過來。

進入旅館大廳時，我和一位嘴唇像石斑魚嘴的俗豔女子擦肩而過。她的香腸嘴是整型專業的恥辱，我悲傷的看著，隨即猛然驚覺——那是我！

我湊到鏡子前面細看個不停……太可怕了、太可憐了，活像色情雜誌上嘟著厚唇賣弄性感的女郎。我必須馬上讓這個產品失效，無奈我身邊沒有玻尿酸酶，藥房也沒有賣（事實上，雖然在法國還未合法授權，但所有同行都有，這是必備品）。

現在可好，我像隻過街老鼠，見到人就想躲起來，只能戴著這張風騷厚唇女人的面具度過週末假期。真是丟臉死了，如果我不那麼自以為是的話，就不用遭受這種酷刑了。此時的我不光是「無視外表」，還變成整型外科手術的犧牲者、反對整型手術的最佳代言人，跟整型外科醫師的形象大相逕庭，顯得我很不專業。

我好想說我知道這樣很嚇人，我一回到巴黎就會馬上補救，但我總不能拿著告示牌，走來走去跟大家解釋……。

每當我瞥見自己的模樣，就感覺自尊嚴重受損，後來索性拿出白色唇

23 我的香腸嘴和玻尿酸解藥

膏塗在嘴脣上，假裝曬傷過敏，不過那兩天天氣不好，根本沒出過太陽。

跟往常一樣，自嘲一番之後，我也學到了教訓。我的朋友們知道這對我打擊頗大，所以成天安慰我說：「其實沒有很糟糕啦。」但我知道他們這樣說的時候，就表示事情很糟糕了。

回到巴黎後，我趕緊注射一劑玻尿酸酶——感謝上天，我的失誤終於補救回來了。

我的整型日記

人必須花時間學習放棄

十二月三十一日星期六

我獨自一人在家，機會難得，這使我開心卻也害怕。

我不喜歡聖誕節前夕、不喜歡節日，也不喜歡我的臉。

我為素未謀面的人寫作。我自言自語，獨自一人構思，顯然是孤伶伶的一個人。我努力不要看到自己的樣子，但有時候不小心透過反射的鏡面，還是會被自己的模樣嚇到。我覺得自己很怪異，只要想到自己可能不從屬於任何群體或家庭，心裡就備受折磨。

我是被虐待狂嗎？我陷入了為自己所苦的循環裡。我受夠了獨處，想照顧一下別人，藉此轉移我的注意力。

我女兒莎樂美將在傍晚回到家。她早上就發了封簡訊問我：「妳的樣子還是很可怕嗎？」我回說好多了之後，她要求我寄張照片讓她檢查。我看著鏡中的自己：頭髮凌亂難看，臉色因血腫消失而轉為黃色。我不能寄這樣的照片給她。

為了製造假象，我不得不請一位髮妝師到家裡來，這是我能想到的最好辦法，我也正好有一位從事電影拍攝工作的女病患的電話號碼。要是她連特殊效果都會做了，自然可以幫我營造出受人尊敬的母親形象。

我忽然想曬曬太陽，隨即又考慮到我的皮膚都已經被折騰成這樣了，勢必得換個方法……或許照個維生素D燈泡和半小時的紫外線，能夠利大於弊。

搞定。晚上六點，我照完了紫外線，感覺眼眶有些溼潤，不知道自己是難過的哭了，還是單純眼睛受到光線刺激而流淚。我不確定自己是否感到沮喪。

莎樂美抵達時，我已經做好頭髮、稍微化妝、戴上眼鏡。她一直喋喋不休，眼神不時從我身上掠過，話題從她已經做了的事，涵蓋到她即將做的事。一切都正常。我們沒有談到我的臉，這讓我感覺很好。假如有人跟我說他因為女兒要到家裡待一個小時，就把髮妝師請到家裡來……那我不予置評。

三十一日晚上，我待在家裡，覺得眼睛周圍好像被刀割過，而且以後永遠看得出痕跡——我這輩子註定有張奇怪、不自然、虛假的臉。我找不回自己正常的眼神，或許之後得花一筆錢買墨鏡，再

23 我的香腸嘴和玻尿酸解藥

永遠放棄整型，然後繼續忍受這張臉。

人到了一定年紀還硬是想要年輕，往往會產生反效果。我好似與歲月進行了一場比賽，結果我輸了。沒有人敢向我提起這件事，而我會試圖說服自己對整型手術說「不」，因為已經沒有絲毫逆轉勝的機會了。

總有一天，我們都必須放棄。

我的整型日記

但我困獸猶鬥

一月一日星期日

若身體有地方疼痛，就會讓你直覺的保持在不會引起疼痛的姿勢。我小心翼翼的移動，活像個老太婆，還頂著一張受害人的臉。我不想自怨自艾。我曾和一些自怨自艾又任人擺布的女人生活在一起，那段經歷讓我覺得……就算全世界只剩下自己，所有人都死光了，自怨自艾還是很蠢的一件事。

無論採取什麼解決辦法，我們總試著糾正現實的錯誤，配合現實做出行動，將現實轉變成別種事物，想要加以扭轉、藐視……。

23 我的香腸嘴和玻尿酸解藥

我的整型日記

回歸現實，談談別的事

一月二日星期一

假期結束，艾曼紐回來了。

艾曼紐屬於真實世界，他的出現把我拉回現實，硬生生中止我的妄想。我的臉上還留有一些手術的痕跡，眼皮也仍然腫脹，不過至少現在的樣子可以見人了。

我照著鏡子，想像不出自己如果從來沒有動過任何整型手術，會是什麼模樣——現在的我已經看不到原來的自己了。

我和麥可・傑克森（Michael Jackson）同一天出生（我視他為

我的黑人雙胞胎兄弟）。他在鏡中看到自己時，也應該完全無法想像自己如果沒有做過整型手術，會長成什麼樣子吧。

我以為自己比別人狡滑聰明，不可能整型過度，如今我已不再那麼肯定。

我打電話請髮妝師過來。我需要化妝才能感覺自己受到保護。艾曼紐在家之後，一切恢復正常。

我問他覺得我看起來怎麼樣，他漫不經心的回答：「很好，很好。」當他照著鏡子問我他是不是變瘦了，換我漫不經心的回答：「是，是。」然後問他對我的胸部有什麼想法，結果他和我談他的頭髮。

我停止兩人你來我往的對峙，決定談別的事。

24 覺得沒有真正活過，所以需要凍齡

早上十點。她身穿黑色低胸洋裝，足蹬高跟鞋，頂著濃妝來看診。棕色頭髮，髮線分在中間；氣色蒼白，臉蛋完美對稱——這樣的她很美，長得像黛咪·摩爾（Demi Moore，美國女演員）。

她在拉德芳斯區（La Défense，巴黎都會區首要的中心商業區）擔任祕書，每天上班都穿連身洋裝。

晚上她回到家裡享用晚餐，待九點一到，就服用一顆安眠藥並敷上面膜，然後上床睡覺。

她有兩個已經長大的孩子。當她談及他們，感覺比較像是他們在照顧她一樣……。

她每隔六個月來我這裡看診，看看需要改善什麼地方。

她覺得自己從來沒有真正活過，所以必須保持完美無瑕，就像凍齡那樣——等待白馬王子的到來。

25 為什麼人應該跟隨魔鬼良師

我完成了醫學院的學業，也通過了住院實習醫師的考試，但我沒有放棄在保羅．塔希耶的手下做事。

我任職於他以前服務的福煦醫院（Hôpital Foch），不過他現在已經退休，所以只看私人門診。

他雖然人不在醫院，但他的影響力遍及整個醫院，大家提到他的時候，都把他當成神一般。我聽到的消息不外乎是「他」喜歡大家動手術時如何配置、「他」怎麼包紮傷口、「他」如何進行骨骼移植手術……福煦醫院的一切都以他為指導原則。

在這家醫院裡，我認識了一位名叫達蜜拉（Damira）的外科醫師，我向她學到了很多。

塔希耶有一天打電話給達蜜拉，表示他的助手馬上就要離開了，他需要找一個人來接替，但始終找不到。他希望能夠找到一位經驗豐富的顱顎面外科醫師，至少三十五歲才具資格。

我有一年的一般外科經驗，目前處於整型外科的第一個學期，只是以後並不想從事顱顎面外科。

我拜託達蜜拉向他說情，跟他說假如一時找不到人，還有我。總比沒半個人好。

她剛開始拒絕——因為我幾乎什麼都不會，她不希望塔希耶每晚打電話跟她抱怨一堆——後來經過我苦苦哀求，動之以情，而且一時也找不到聰明、有經驗、又可以馬上就任的助理，她總算答應了我的要求。

塔希耶第一天看到我，面露懷疑。即使考慮到眼下情況，明明我是來幫忙他的，他還是對我達成目的有所埋怨。令他更洩氣的是，我毫不掩飾自己以後，完全沒有要選擇顱顎面外科作為專科的打算。

對我來說，顱顎面外科實在太麻煩、太困難、太高壓、太暴力、太可怕，也太操勞……也許這就是我不如塔希耶的原因，他好比外科界的畢卡索（Picasso）。有了他，顱骨得以代替顎骨，眉毛能夠改造成鬍鬚，額頭甚至可以做成鼻子……來找他動手術的病人，多半視生活為一場長期的苦難，總是要努力嘗試像一個「正常」人，走在路上不要嚇到孩子。

僅僅一個星期，我就非常清楚自己不會選擇這科作為我的專科。但是眼前這位外科醫師，著實令我懾服。他是一個有強迫性格的想像家、愛幻想的個人主義者、浪漫的孤獨者、不屬於地球的外星人。他完全不受外界干擾，根本無法溝通，既是天才也是瘋子，更是一位戰士，在長時間的專注下，有時候甚至會忘記他已經七十歲了，而我才二十七歲。

工作時間從早上八點開始，一直到半夜結束。我累斃了。經過一整天的工作，他像個戰士，我反倒成了殭屍。我懷疑他是不是吸取了我的疲勞作為養分。

我每天早上七點三十分巡房，塔希耶則從八點開始，和開刀房負責器械的護理師進行第一檯刀。

我拆開包紮傷口的紗布，列出所有的問題，然後準備處方……當一切準備就緒，就去「恭迎」塔希耶和我一起巡房。要讓他走出開刀房非常需要技巧，首先得在對的時候提出請求，並且懂得堅持，但又不能惹惱他，要讓他感覺我隨時任他差遣，而不是他來幫我。一旦走出開刀房，一定要讓他在破紀錄的時間內，看完所有的病人，並下指令給我，我才能三度回到病房執行他的指令。

如果我處理順當，十一點就能完成所有指令，不容許有任何拖延，因為還有其他病人正等著病房空出來。要是我進度落後，病患還沒住進病房為手術做準備，塔希耶就會要求把病患直接推進手術室，然後看著我，好像我要為延遲負責。即使有時明明是因為他太晚巡房造成的，他也會面露不耐的瞪向我，我總是唯恐眼淚會因委屈奪眶而出……這時我都會想起達蜜拉的事先警告：妳哭，妳就死定了。

塔希耶在開刀房裡同時進行兩檯甚至三檯刀。他的手術速度緩慢，但動作既有節奏又很規律，從不糾結於同個地方，也不會不斷檢查已經做好的部分。

每一次開刀都是一連串的好幾道手術，必須每個步驟精準掌控，然後依序進行下去，不可以不停的回顧上一步，因為這般優柔寡斷和魯莽同樣危險。

塔希耶常從開刀房出來小憩七分鐘，好似體內自帶一個神祕的開關，通知他在短暫時間內有效的休息。這時候，我就關起一個手術區，在那裡雕刻骨移植片，或是按紋理解剖頭骨。

由於我不是理想的助理，情況就像一位很偉大的記者——不好意思，應該說所有偉大記者中最偉大的那位記者，被派到烽火連天的戰地採訪，結果隨行的是一個健康美容版的記者……他和我都很清楚情況，我們巧妙的聯手——塔希耶可能會說是被迫——並肩作戰。

事情進展得很順利，我用絕對的順從彌補經驗不足，變成百依百順的手術助理，牢牢記住他說的話，並遵照他的意思做。兩個星期後，他終於鬆口：「妳什麼都不懂，但至少妳沒什麼壞習慣。」

一個月後，我已養成和他一模一樣的習慣，不但完全按照他要求的方式包紮傷口，還根據他希望的順序整理照片，就像他自己排列的一樣。護理師們對此非常高興，再加上我注意聽他們說的話、學習他們告訴我的，祕書也認為我乖巧聽話。有趣的是一些「前任助理」的反應，他們驕傲的自稱為「保羅．塔希耶的學生」，或是他的「兒子／女兒」，搞不好我哪天就會變成他們的學生或女兒。然而到現在，還是有些人會用鄙視的眼神看我。

當然，我將來不會執行他所做的任何一項手術，畢竟我們專攻的根本不是同個身體部位，他的專科是顱顏部位，我的則是乳房和體型。儘管如此，我依然從他那裡學到許多，到現在我動手術時，他的聲音猶在耳畔繼續引導我，告誡我放緩腳步，甚至在重大手術結尾時，停下來稍作休息。因為收尾是影響結果品質的重要關鍵，一旦完成手術最困難的部分，大家往往會由於壓力解除而草率收尾。

遇到重大手術時，我和塔希耶經常很晚才結束工作。比較常見的情況是「器官過距」，屬於一種顏顱裂隙（例如嚴重的脣顎裂，範圍涵蓋了嘴脣、上顎、鼻子和顱骨）。這類的病人可能有一個很大的鼻子（大到約六或七公分），有時候只有半邊鼻子，或是兩眼之間距離異常寬大，各種問題輕重程度不同。

這次手術也是要處理器官過距的問題。塔希耶取下部分顱骨並剝離腦部，以便切除兩個眼眶之間的一塊骨頭，好讓兩眼距離拉近。經過七、八個小時後，手術準備收尾，他開始重建鼻子並再度閉合鼻子和嘴脣的皮膚，這時候通常已經凌晨兩點了，**大家只想著一件事——收工！**然而結果令大家失望；**他轉身離去，小憩個七分鐘**。

當他回來時，他對我說：「這項手術最後只剩鼻外觀整型手術。伊莎貝拉（Isabelle，本書作者），別忘了，**經過漫長且高壓的手術過程，最常犯的錯誤就是放鬆心情**，導致成品的美感被破壞。還有另外一件事：在手術進行一段時間後，整個開刀房會覺得結果一定很好，但千萬不要輕易相信這一點，只要有些許不完美，我們就拆掉重做。假如手術來到結尾階段時妳覺得非常疲倦，那麼就去休息一下，喝個咖啡或打個電話都好，然後重新把妳的手洗乾淨，認真看待縫合工作，就像進行一項新手術。」

那時我每天都要工作，星期一到六要工作十二至十六個小時，星期日則從早上八點工作到中午，也難怪我的朋友會稱呼我為外科奴隸了。當塔希耶對我提出不可思議的要求，我便回答他：「是，主子。」他會很嚴肅的駁斥我：「伊莎貝拉，我不是神也不是主子。」通常這種情況發生在星期六凌晨兩點，他可能才剛把一個小孩的頭顱拆開，又再完整的裝回去，並要求我隔天早上七點去巡視。

我知道星期日早上很有可能要等他三個小時，因為他經常擅自改變主意，這時候，不要怨恨他的唯一辦法，就是把他奉為主子，歡喜接受奴隸的角色，心甘情願的享受一切過程。

對於我們之間配合的情形，比他和受過顱顎面專科訓練的助理還好，我感到很開心。塔希耶對教學和傳授技術從不感興趣，就像國王不會真的希望有人和他平起平坐。

我擔任他的助理共計三年，事後回想那三年裡，印象最深的就是晚上累到只要倒頭便睡，管不了身在何處。

26

醫師不可以宣告「重建結束」！

魯道夫（Rodolphe）想自殺，於是用獵槍朝下巴射了一槍。其傷勢很恐怖，包括下顎骨、上顎骨、鼻子和舌頭……皆無一倖免。幸好沒傷到雙眼，讓他依舊保有視力，看得見自己那張什麼也不剩的臉孔。

魯道夫和我同年紀。塔希耶花了四年的時間，幫他做過許多次手術。他從髖骨和顱骨取出骨移植物來重建上、下顎骨，用前額皮膚和骨骼移植重建鼻子，以背部的皮瓣（供移植的組織塊）重建下巴和臉頰，還要在口腔內植入骨移植片，假牙才得以固定在那裡……工程真的十分浩大。

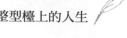

魯道夫已經動了三十幾次刀。從他試圖自殺至今，他把所有的精力、時間花在重建上。他是一個非常迷人、合作、聰明、勇敢又超惹人喜歡的病患，用不可思議的堅定意志力，度過一次次重大又痛苦的手術。

相處時間一久，彼此便產生連結。我們診所裡大部分病人的入院停留時間很短，但有幾位病人住院時間較長，經常與我見面，次數頻繁到已成為我日常生活的一部分。跟在塔希耶身邊學習時，我常看到臉部嚴重受傷的人，有的是因為戰爭的關係，也有打獵意外或是自殺的……這些景象一輩子都會烙印在我腦海裡。

我常在開刀房裡花好幾個小時仔細縫合切口，有時候甚至會和塔希耶忙到凌晨兩點，然而白天班早上七點就開始了，所以我們第二天早上七點又會重新開始工作。為了讓魯道夫「能夠見人」，我們每天會為他複雜的傷口包紮兩次，兩次加起來往往耗費了幾個小時。有時我出手術室透氣個幾分鐘，就會到他的病房喝杯茶或看看雜誌。

我記得魯道夫第一天到院的時候是晚上，伴隨著大量出血，情況非常危急。他的喉嚨深處有一條血管出血，血濺得我們身上都是，即使他當時還有意識，但幾乎就要死在我們眼前。幸好塔希耶非常冷靜，不浪費一點心思讓恐懼擴大，掌控住一切以發揮最大效率。後來急救成功時，我所有思緒都被掏空，事後還不斷做惡夢，彷彿在戰地砲火中做了外科手術。

當塔希耶終於找到了出血點並加壓止血，麻醉醫師隨即注射麻醉藥讓魯道夫睡著……我一輩子都會記得那天，塔希耶在更衣間對我的教誨：

「處理傷口時，如果血管開始出血，必須加壓以免失血，然後等待我們的心跳從每分鐘一百六十至一百八十下，漸漸緩慢下來，這時再慢慢呼吸，調整光線，一切準備好後開始有效率的止血，如有必要就呼叫血管外科醫師。最錯誤的是希望快速解決問題，反而驚慌失措，在不利的情況下胡搞瞎搞，導致病人的血液在無效率的過程中流光。」

經過了四年的努力，塔希耶準備結束那不可思議又偉大繁浩的重建手術。結果出乎意料的好。至於當事人魯道夫，看來受夠了手術，反覆詢問到底何時結束，同時堅持要把手術的範圍做到最大，確保這是「最後一次手術」。

有一天，塔希耶看診時告訴魯道夫，他對於完成了他們訂定的計畫感到很滿意，並讚美魯道夫的勇氣和毅力。魯道夫現在有鼻子、上顎骨、牙齒……總算可以正常的進食、呼吸、說話，外表看起來還不錯。

然而幾天後，魯道夫跳樓自殺了。聽到消息時，我們正在開刀房。我記得那天，反胃的感覺持續了一整天。

為了要替這個人動手術，我們一起度過了多少小時、多少白天、多少夜晚，依他的要求修補他企圖自殺所造成的恐怖傷口，結果我們一結束任務，他就跳樓了？

整個團隊的士氣大受打擊，不只是保羅．塔希耶，連開刀房遞器械的護理師、包紮傷口的護理師、麻醉醫師、擔架員、清潔婦、院長……甚至於我一些聽聞過魯道夫故事的朋友，都受到影響。

一種罪惡感混雜著悲傷和沮喪，四處蔓延。

我們認為自己對這件事有連帶責任——儘管我們盡力了，卻依然沒有讓魯道夫恢復到自戕前的原始狀態。到頭來，我們就像在白費力氣，無端讓他受苦，不但浪費了這麼多社會福利資源，還白白收了他的診療費。

在我看來，他的自殺形同對我們的謀殺，他以自己的死來懲罰我們，而這也是魯道夫的目的。

塔希耶認為他上次看診時可能犯了一個錯誤——他不該向魯道夫說重建已經結束。畢竟沒有達成完美的結果，就不意味著重建結束，而結果永遠不可能完美。

我不知道這個人當初傷害自己的原因，住院期間也不曾討論過。不過這不是討論的主題，更不再是他的問題。

四年來，他幾乎一直生活在一個與現實分離的平行世界，一個所有人都圍繞著他、供他差遣使喚的護理世界，一個專屬於他的重建世界。在這裡，大家都知道他、認得他、欣賞他，而且他的外表嚇不了任何人。

我們認為重建可能一度讓他擺脫憂鬱，當時的他正處於行動、抗爭、奮鬥的狀態，只可惜……。

「重建結束」不能由醫師宣告，因為永遠有可能讓結果更加完美，例如再次修復傷疤，或是做個小型整型手術……我們可能會認為這麼多次的手術毫無用處、徒增痛苦和花費，然而也許並非一無是處。這些手術維持了一種治療關係，讓與手術相關的人團結起來面對不幸，營造出一種還能夠做些什麼的感覺，給人一點能繼續行動的希望。只要不關閉希望之門，整型手術足以讓原本和畸形者保持距離的人不再迴避。

所以說，永遠都有可能再做些什麼來改善情況，讓病人得以繼續修復心理。

27

熟女愛小鮮肉

蘇蘭琪（Solange）是一位四十多歲的漂亮衣索比亞人。她完美結合狂野與世故，個性外向又出眾、有趣且誘人。

我們已經合作了十年。在她得了乳癌以後，由我替她重建兩邊乳房。單身的蘇蘭琪像隻花蝴蝶一般，住院的時候，一個比一個帥氣的男士絡繹不絕的進出其病房；她把醫院當成旅館，一件絲質的便服就直接掛在四腳拐杖上。另外她和大家相處融洽，連院長都在詢問她的近況，這樣的本事讓她得以獨占一間雙人房，還和護理師們串通好，以免眾多情人互相

27 熟女愛小鮮肉

撞見。整個診所因為她的快活和興致而雀躍，同時樂於為她服務，讓這間私人醫院快要變成歡樂酒吧了。

蘇蘭琪一天二十四小時都散發著魅力，始終如一。她感性浪漫、女性魅力無懈可擊，而且人格特質鮮明。

切除乳房後，她小心翼翼的重建乳房，努力呈現最完美的樣子。但就算少了一邊乳房，她也從不擔心別人不喜歡她了，亦不害怕裸露身體或是讓人愛撫。她性感誘人，而且她自己很清楚這一點，這份自信讓她更加吸引人。

今天，蘇蘭琪跪在我的面前，懇求我再幫她注射肉毒桿菌。

「蘇蘭琪，妳已經夠完美了！我們一個月前才剛注射了肉毒桿菌！」

「醫師，我求求妳，我親愛的醫師啊，再一滴就好。」

「妳到底是怎麼了？妳平常沒有這麼瘋狂啊！」

「醫師，他才二十歲！這對我來說太糟了！」

「啊！」

我的同事瓦萊麗（Valérie）馬上和我一起評估問題的嚴重性。瓦萊麗試著說服蘇蘭琪：「蘇蘭琪，妳比任何女人都更吸引人。」可惜一點用也沒有。蘇蘭琪又笑又哭的，讓我們不得不替她在眉尾注射肉毒桿菌。

像她這樣喜歡年輕男孩的熟女，是我最好的客戶，和她們相處往往令我感到愉快。

她們總說著同樣的故事，最常見的情形是她們原先無意勾引比自己小上二十歲的男人，甚至沒把年輕男孩列入情人的考慮名單裡。但看到男孩眼中的欲望，她們不禁被觸動，於是放任自己被勾引，心想：這有何不可呢？反正又沒有什麼損失。

但厄運已然找上她們。

剛開始，和年輕男孩的冒險確實很有趣，不僅新鮮感十足，他們在床上的表現更是出色，像是永遠不會疲倦似的熱情無比，而且輕鬆浪漫。在

27 熟女愛小鮮肉

他們面前，她們可以是情婦、媽媽，甚至姐姐，他們就是如此毫無忌憚。這些年輕男孩還會傳簡訊、寄電子郵件過來，甚至突然跑到辦公室，帶了一個巧克力麵包要她們嘗嘗，那無邪的模樣實在讓人難以抗拒。

接下來，煩惱開始了。這些熟女開始格外在意年齡的差距，意識到自己相較之下的確老了，於是幻想起擁有漂亮年輕女性的容貌，甚至於醜陋的年輕女性也行。

即使鏡子裡的身影依舊動人，她們總覺得有一天早上醒來，就會變得又胖又醜。當這個念頭一產生，我隨即會變成她們最好的朋友，而她們也成了我最死忠的客戶。

這些熟女們離不開我的候診室了，向我傾吐她們的惶惶不安，然後我們因為她們令人難以置信的行為一起發笑，例如：打肉毒桿菌、注射玻尿酸、去角質、移植、脫毛、手部保養、腳部保養、染髮、私密處修毛、保養霜、算命……這些統統會經歷。一切都是為了確保男人對她們的欲望，尤其是那些喜歡她們的男人。

即使她們說服自己相信情人是最佳催化劑，促使她們盡力保持最佳狀態，但這些男人的角色定位並不會變——她們應該要擺脫，同時卻又想要吸引——宛如一場狂亂的璀璨煙火。

28 失控的四分之三右側面

克羅伊（Chloé）原本可以很漂亮的，只要她願意接納自己，但事實顯然並非如此。

按慣例，我先詢問病患：「我能為妳做什麼？」她怒氣沖天的回答：「這很明顯，不是嗎？」言語直接，甚至帶有暴力和侵略性。我看著她，心裡提高警覺。

確切來說，她的長相一般，配上無光澤的栗色頭髮，臉色相對蒼白；身上衣著很普通，只是米色長褲搭配毛衣，而且服裝顏色黯淡，樣式也不特別引人注目。她的臉是米白色的，看起來略顯單調，配上棕色的眼睛、偏白的嘴唇，其實沒什麼特別的缺陷；真要說缺點的話，就是整體看起來缺乏具體輪廓，很難精準描述出來。

她跟我說，她想要重新雕塑鼻子。

我看著她的鼻子，並不覺得有何不妥……可能稍微大了一點，在鼻梁處有輕微的凸塊，不會特別難看，但也不到漂亮。假如她只是要求我去除鼻梁的凸塊，同時注意態度不要如此激動，我也許能接受她的要求。

縱使在她眼裡，診療尚未開始，對我而言卻已經結束了——我很確定不會幫她動手術。即便是整型外科界最大膽的醫師，在明瞭可能面臨的麻煩後，也不會替她動手術的。

現在，我有三十分鐘的時間來婉拒她，希望別對她造成太大的傷害。一般人對於被拒絕都會感到失落了，更何況一個有精神障礙的女人？

事實或許沒那麼糟，但因為精神障礙，情況顯得更加嚴重。克羅伊沒辦法再和這個鼻子一起生活，因為它很可能害她被老闆炒魷魚（她的老闆沒辦法再直視她，尤其是位在能看到四分之三右側面的角度），於是她在會議時，絕對不能把她的四分之三右側面朝向老闆；經過走廊時，得忍受同事們低聲稱呼她為「巫婆」。

她滔滔不絕的談論她的鼻子，幾乎到了失控的地步。

看到我疑惑的樣子，她又繼續補充：她現在不得不到離家很遠的地方去採購，因為附近有太多商人明示暗示的表明她的鼻子很惹人厭，甚至已著手組織一個商人聯盟，來抵制她的鼻子……。

令人詫異也很罕見的是，這個女孩沒有察覺到自己在妄想，所以也不會試圖掩飾自己的胡言亂語。

我問她：「像我的鼻子這麼大，妳認為我該怎麼辦呢？」她看著我，對於我轉移話題感到很驚訝，不過她又把話鋒轉回她的鼻子，而且情緒更加狂躁，要我明白這個鼻子手術非做不可。

她繼續譫妄囈語，但很明顯是認真的，那份撕心裂肺的痛苦完全超出我的能力範圍。一見沒有人陪同她來看診，我開始思考自己是不是該叫一位心理醫師來看她，還有我要怎麼說，才能讓她放棄。

我嘗試制止她漫無邊際的妄想，於是建議她先照相，我們再一起看影像來討論，如此一來，也可以讓她冷靜一下。

她照了正面、側面，以及四分之三的左右側面，態度不見一絲窘迫。首先展示正面照，她同意她的鼻子雖然稍大，但並沒有太誇張。我感覺這些照片讓她放下心來，整個人變得輕鬆緩和，我也因此不那麼緊繃。也許她認為我會幫她動手術，才會照這些照片。

我們再看了兩張側面照，她一樣沒什麼過激的反應；當我指著她鼻梁上一個小小的凸起，表示這沒什麼可怕的，她也認同了。除了前面的胡言亂語，事情發展順利得不得了。

接下來的四分之三側面，我選擇先看左臉，把右臉留到最後再看，因為那是讓她產生妄想的癥結處。我的計畫是討論到最後，她會同意一切都沒有太大問題，就像她認同前面的照片沒什麼可怕的一樣，然後我就可以接話：「妳為了一個小小缺點感到這麼痛苦並不正常，也許妳可以請求心理醫師的協助，這樣未來請我動手術的時候就單純多了。」她或許會告訴我她已經在看心理醫師了，我便能建議她和心理醫師保持聯絡。

當四分之三右側面出現在螢幕上，克羅伊和我都發出了驚呼聲，她甚至從我的診間奔逃出去——照片裡，克羅伊的臉像惡鬼一樣，眼睛射出血紅色的亮光，表情凶惡的盯著閃光燈。

我愣住了。

祕書瑪莉（Marie）連忙到診間關心發生了什麼事。

這次門診無疑讓克羅伊更相信她的妄想，並繼續擴大、加深……。

29

「人體結構即是命運」

我一直以為這句話是拉岡（Lacan，法國精神分析學大師）說的，原來是佛洛伊德說的。

只要有人跟我說些模稜兩可的句子，我就認為那是拉岡說的。而且，每當我拿出來和一些精神分析師討論，他們都會說我完全沒搞懂那些話的意思。

我曾經參加過他們的研討會，記住那些既詩意又晦澀的格言警句，有時還加註了外行人試圖釐清的解析，但仍被他們徹底看作白痴，還被回以相同的評價，說我完全沒搞懂。

體型外貌絕大多數取決於基因。儘管出生時沒有完全表現出來，但嬰兒時期就已經決定了將來長大成人的樣子。舉凡身高、乳房尺寸、鼻子形狀、囤積脂肪的方式、膚質、傷口癒合和老化的方式，絕大部分已註記在DNA中。

我的體型外貌會影響我認為自己是什麼樣子、我相信自己是什麼樣子、我能夠成為什麼樣子、我允許自己是什麼樣子……如同體型外貌影響了一個演員適合扮演某個角色，而不是其他類型的角色。

每天早上，當我在鏡子前面端詳自己，我總覺得真正的自己和肉體分離，鏡中倒影只是一個將要經歷我一整天生活的軀體，正要打扮、著裝，準備上臺演出。

為了不屈就於這副模樣，我喜歡整型，且樂此不疲。這使我能夠自我調適、發展出個人獨特的解決方法，同時善待自己與他人，並在各種情形下，跨越成見、道德，與他人的文化藩籬。

為了盡可能快速適應、盡可能不失去自由，我從二十五歲開始看心理醫師，同時學習舞蹈。

整型外科對我的意義也是如此。它讓我得以與自己的身體自在生活，給我機會扭轉體型、外貌，還有命運——它是躲過宿命並放鬆自我的一種辦法。

生活、意外、偶然、運氣、自由意志、解放……這種種的可能，讓我們在天生註定和必然結果之間航行。

29 「人體結構即是命運」

我的整型日記
「稍微」邁向犧牲者之路

一月二十二日星期日

我已經二十天沒有寫作了。我重新恢復正常生活，沒時間在原地打轉。

瘀青雖然消退了，但上眼皮還有一點浮腫。幸好我只要戴上眼鏡，即可把浮腫完全遮掩。

我的臉不再令人不安，我身邊的人也忘記我動過手術，即使如此，我仍然覺得哪裡怪怪的，好像戴著面具一般。本來我習慣戴隱形眼鏡，傾向於將任何事物看得清清楚楚；若戴的是普通眼鏡，我總覺得好像在柵欄後面透過窗户看人……我被外表束縛了。

當我拿下普通眼鏡，戴上隱形眼鏡，我發覺自己的眼神裡有種說不出的怪異，讓我看起來假假的，雖然稱不上缺陷，甚至也不難看，但就是看得出來和原本不一樣。

若一個人連眼神都改變了，還能被認為是同一個人嗎？

我估計至少還需要一個月才能拿下眼鏡。

我照鏡子時，感覺上嘴唇怪怪的，以前怎麼都沒發現呢？我試著找出讓我覺得不對勁的原因，發現是上嘴唇有點太長了，畢竟縱向細紋會隨著歲月加長，屬於正常現象。

自從察覺到這個現象，我的注意力不時就會被它吸引。但上次手術後的眼皮依舊浮腫，現在又注意到嘴唇……我該怎麼做才能

29 「人體結構即是命運」

減輕這個困擾，不要讓我的嘴唇像張鴨嘴一樣？因為眼神「有一點」奇怪、嘴唇「有一點」像鴨嘴，我現在已經「有一點」算是整型手術的犧牲者了，我絕不接受這樣的情況。

不過，莎樂美注視我的時候不會再感到難受了，甚至還稱讚我很漂亮。

30

分裂：「雙胞胎妹妹什麼都學我」

亞曼蒂（Amandine）既年輕又迷人。

她不像其他病人，習慣先和我談論身體哪個部分需要諮詢，反而只顧著述說自己的故事。

她說她再也不能忍受大家一起開開心心出去玩時，別人總是把她和她的雙胞胎妹妹搞錯，特別是和男生一起出去的時候……。

她希望我能讓她更美，好讓大家分辨出她和雙胞胎妹妹的不同。

我等她提出接下來的要求……但是，沒有接下來。她沒有要求我改變她的鼻子、嘴巴或眼睛，看樣子甚至沒思考過哪個部位比較需要修整。

我看著這個漂亮的年輕女人，聽見了她真實的請求。我沒有給她任何建議，因為我覺得自己好像不能幫她解決問題。

她說得振振有詞，描述雙胞胎妹妹如何假裝成她，去欺騙、愚弄她的男朋友，又是如何模仿她的化妝打扮和喜好；對她而言，最重要的是擺脫雙胞胎妹妹的緊盯不捨，以免對方總是聲稱她們只是碰巧在同樣的時刻，想做同樣的事情……她並不會去模仿她的雙胞胎妹妹，她就是她。

我向她要一張雙胞胎妹妹的照片來看，頓時被嚇了一跳——她們兩人果然像得不得了！

我因為太吃驚而感到窘迫，不知道如何達到她的要求。在思索過後，我建議她染髮和剪髮，這個方法非但簡單、徹底、有效，而且以後可以恢復原狀。

她欣然接受我所提出的建議，顯然以前從沒想到這麼做。她跟我說謝謝，並付了診療費。

六個月後，她回來複診時，頭髮已經剪短了，還染成黑色。這個方法確實有效，大家再也不會把她和雙胞胎妹妹搞混，而且她的雙胞胎妹妹也不再老想著愚弄別人。可是這對她來說還不夠。她覺得自己的身體和雙胞胎妹妹一模一樣，所以想要在身上留下一個特徵，好將她們永遠區分開來。

我建議她在身上找個合適的部位，刺個小面積的圖案或點上痣。她可以自己決定要做在不易看到的隱密處，或是大家都看得到的顯眼位置。和第一次看診時一樣，她很高興的採納我的建議，後來離開診所時，她的嘴角上方多了一顆跟美國名模辛蒂．克勞馥（Cindy Crawford）一樣的小痣。

八個月後，她又來回診了，這次希望能將眼睛變得更杏仁狀一些。

這項手術就技術上很簡單，且具有可逆性，未來可恢復原樣。但不知道為什麼，我明顯感覺她每次進出診所的樣子總有些怪怪的。

我替她動完手術的當晚，她就離開診所了，之後勤快的回來診所繼續術後診療，而且診療費每次都付清。

過了三個月，我們檢驗術後結果，她表示非常滿意。

她不再向我提及雙胞胎妹妹，只在回答我的問題時才會說到她。我問她們一起生活的情形是否變得更融洽了，她給予肯定的答覆；但說到一起生活時，我才知道她們現在已經沒住在一起了。

她還說，她母親很快就會聯絡我做拉提手術，她覺得她母親很需要。

然而整整一年過去了，我沒有再聽到亞曼蒂或是她母親的任何消息。

有一天，我的祕書告訴我，亞曼蒂的母親來電——原來亞曼蒂患有思覺失調症，她根本沒有雙胞胎妹妹，而且手術當時，她尚未成年。

我立刻打電話給我的律師。

31 那個被謠言攻擊的人

在我所認識的外科醫師裡，我認為動作最自在優雅的就屬達蜜拉了，或許更甚於保羅．塔希耶。塔希耶非常鄭重其事，只不過有時過了頭，連簡單的除痣也可以誇張得像要動大手術，不像達蜜拉給人的感覺偏向優雅又安心的靈巧。

她立下的志願想必和童年時一位叫伊佛（Ivo）的鄰居有關，她曾眼見伊佛的臉逐漸變形、眼球越來越外凸，後來玩伴都紛紛離他而去。

二十歲那年，達蜜拉陪同身為保加利亞外科醫師的父親來到巴黎，遇

31 那個被謠言攻擊的人

見了保羅・塔希耶。她陪他走在福煦醫院走廊，看著他抱在懷裡的五歲小女孩，眼球外凸的臉龐就像伊佛……她也一樣，罹患了克魯松氏症。

達蜜拉獲准參加隔天進行的手術。她看到塔希耶連著頭髮割開小女孩的頭皮，然後切開顱骨，將大腦暴露於外。在幾位神經外科醫師將顱骨和大腦剝離，塔希耶接著鋸開眼眶和上顎骨周圍，再把它們往前推之後，她看到小女孩的眼球重新嵌入眼眶裡。

到了手術最後階段，塔希耶將小女孩的頭皮復位，她的臉不但變得正常，而且沒有疤痕。手術持續十八個小時，旁觀的外科醫師一個個離開；到了凌晨兩點，只剩這位保加利亞女學生還在，由塔希耶護送回家。

她回到保加利亞讀醫學院，之後回來法國學習顱顎面外科手術。

在保羅・塔希耶手下做事，工作繁重到令人筋疲力盡，每次手術都要好幾個小時。達蜜拉當時二十五歲，有著圓圓的臉，總是紮著馬尾，表現迷人、聰明、有效率，且白天和晚上隨時待命，幾乎住在醫院裡。

她和護理師、護理佐理員、擔架員、醫師們都相處融洽，但很快就被巴黎醫院的住院實習醫師們排擠。那些住院實習醫師雖然聰明，卻通常也很驕傲，努力用功只為了通過考試。不可否認，他們的確是好學生，但他們既不了解顱顎面手術，也不知道保羅．塔希耶的習慣。況且，塔希耶對住院實習醫師的培訓不感興趣，因為他們只待六個月，訓練的投資報酬率太低了。

對於罕見的重度畸形手術（對於顱顎面外科手術也一樣）而言，二十位僅偶爾動過小手術、永遠停留在初步摸索階段的外科醫師，還不如一、兩位訓練有素的外科醫師。而且塔希耶是實用主義者，相較於每六個月更換一批的年輕外科醫師，請常在身邊的達蜜拉做事來得更方便。後來，他乾脆讓達蜜拉負責訓練住院實習醫師，傳授他的習慣做法。

達蜜拉很聰明，而且全心投入，肯向每個人學習。她替患者抬擔架、協助護理師、更新資料、將照片分類存檔、檢查閃光燈的電池、抄錄塔希耶所說的重點，甚至讀了塔希耶的每一篇文章；每當塔希耶想發表某一類畸形患者的報告，達蜜拉就會找出所有相關資料，按字母順序排列，放在他的辦公桌上。對於塔希耶這位老戰將而言，效率才是最重要的（而且外科手術不容試試看，只准成功），自然樂於接受達蜜拉的協助。

兩年之後，塔希耶已經不能沒有達蜜拉了。法國的住院實習醫師開始對達蜜拉感到不滿，覺得他們在醫院的位置，被一個和他們年齡相仿的女人霸占，只因這個女人決定留下來；她沒有通過他們的考試，也不在醫院的組織編制內，而且還是個保加利亞人，既粗俗又惱人，不諳他們的社會規範，到底憑什麼？

起初達蜜拉沒有法國醫學院的同等學歷，所以不能執刀，於是有人暗諷她不是醫師，甚至謠傳她是間諜。不過還是有人替她說話，表示她除了盯著塔希耶之外，根本沒什麼時間暗中偵察其他事情。不過這些解釋顯然對散播謠言的人來說沒什麼用，又有人說她的先生是導演，不曉得他整天在做什麼。

為了讓自己更站得住腳，達蜜拉決定留在法國進修，最後終於拿到了同等學歷以及法國國籍，反而更加強她是間諜的閒言閒語。

在塔希耶手下做事的十五年裡，塔希耶讓她承擔的責任越來越多。她個性活潑、古靈精怪、瘋瘋癲癲，講話像連珠砲似的；而他一板一眼、講求紀律、沉默寡言、很少與人溝通，但是兩人配合無間……。

除了重建手術，塔希耶也替私人客戶做整型手術。

他將重建手術研發出來的技術，應用在整型外科手術中，毫不遲疑的取下顱骨的骨移植片，用來墊高顴骨或改善整型失敗的鼻子。他好像曾替一些特務或戰犯整型，讓別人認不出來，知名老鴇克勞蒂夫人（Madame Claude）也將不少美女送到他那兒整容，使她們變得更窈窕誘人。

塔希耶的力量（及妄想）源自於他總是從整體來觀看臉部，假如有人諮詢鼻子，大部分外科醫師回答時僅針對病人要求的部分：鼻子，塔希耶則會很有道理的給出結論——相較於其他部分，鼻子的確太大了，如果把整體都改造一點點，那麼效果會更好。

塔希耶和達蜜拉成天修復重度畸形的顏面，重建之後是否忠於原始面貌並不在討論範圍。畢竟重建的目標不是盡可能像病患本人，也不是病患能認得出自己，而是走在路上時，別人不會因為他扭曲的面孔嚇得轉身就跑。在美學上，他們的腦海裡有著各式各樣的理想面貌，因此能於眼神掃描整張臉部之際，想著如果眼睛稍微分開一點點、顴骨稍微高一點、下巴稍微平衡些……這張臉會變成什麼樣子。

四十三歲那年，達蜜拉決定把她的臉交付給塔希耶。

他們的諸多決定，都是一起討論出來的，就好像在討論一項畸形或是一件藝術品；另外還有一起X光檢查、斷層掃描和3D重建；一起決定拉提臉部和前額，使臉部呈橢圓形；一起選擇凸顯達蜜拉的斯拉夫之美，所以顴骨要稍微立體些，眼睛要拉引得更呈杏仁狀，下巴要往前推些，鼻尖要細緻些……。

據說手術持續了七個小時。一向不喜歡人工假體的塔希耶，從達蜜拉的頭骨上取一塊骨頭並加以雕刻，用來墊高顴骨。

塔希耶和達蜜拉無論面對什麼都不退卻。

但達蜜拉在塔希耶幫她改造之前，名聲就已經不好了，我讓你們自行想像後來流傳於法國整型外科界的評論吧……。

聽到這個故事時，我二十五歲，早已對保羅・塔希耶充滿了崇拜與幻想，亦做好下巴手術，但他早就從醫院退休了。我只好到保羅・塔希耶以前服務的醫院去，向「巫婆」達蜜拉學習「巫術」般的外科手術，聽起來格外適合。我相信無風不起浪，**被謠言攻擊的人往往遭人暗妒**，結果我是對的——這位被謔稱為巫婆的人物果然不凡，手術方法令人讚嘆。

在此之前，我已經從各個不同單位學習理論，包含外科論證、科學管理、解剖學知識、無菌法規定、倫理和道德規範……卻沒有人在執行外科手術的「手感」方面，給我任何啟發。

在達蜜拉身上，手術刀成為手的延伸，能實際感覺到身體組織的抵抗力，促使她不假思索、動作迅速的落下每一刀，確定自己所做的每一個步驟。達蜜拉絕對是（而且尤其是）傑出的外科醫師，之所以有能力做長時間的困難手術，是因為她直覺敏銳，同時動作輕巧、快速、精確，更具有令人難以置信的自信和非凡的工作能力。

她要求嚴謹且完全不在乎他人眼光，若有些笛卡兒主義（Cartesian，認為心靈與肉體全然分離，現實的感覺和知覺是錯誤和幻覺的來源）者批評她，通常是因為他們本身工作過度嚴謹，卻又效率不佳，常將直覺和想像相互混淆（達蜜拉也會運用後者）。

在員工室裡，若不是身穿白袍、手拿核磁共振的片子，否則這位愛幻想、頭髮用指甲花色素染成橙色、面貌被塔希耶改造過的保加利亞女人，還真令人難以相信是位醫師。但一到了手術室，與多疑又嚴肅的外科醫師比起來，她的信心、樂觀和精確更使人信服。

我見過不少嚴謹的外科醫師，因過度強迫檢查，反而把事情複雜化。達蜜拉用剪刀時，總是能夠直接剪得恰到好處，動作流暢又精準，即使手術進行了好幾個小時，她也不會貪快而撕裂組織，更不會尚未確定精準到位，就魯莽的倉促推進。

她解釋理論時，不見得總是很清楚，而我也是一樣；另外，相對於保羅．塔希耶的被神化，我們兩個反倒比較像被「妖魔化」，要是我們身處幾個世紀以前，肯定會被雙雙處以私刑公開羞辱，包括火燒、剃光毛髮後全身塗上焦油再黏滿羽毛、被丟石頭……雖然現在不會受到如此嚴酷的懲罰，但達蜜拉在雜誌《巴黎競賽報》（*Paris Match*，法國著名的時政類新聞週刊）發表一篇被批評品味很差的文章後，遭法國整型外科協會以公開舉手投票方式，表決開除其會籍一年，讓我受創甚深，自此對學者和思想

31 那個被謠言攻擊的人

守舊團體保持距離。

不同於達蜜拉以及塔希耶，我選擇不需要面對太多重症患者的整型外科，比起重大的變革，更喜歡傾向享受的外科手術，感覺自己時尚又有品味。和一般整型的局部處理不同，達蜜拉選擇徹底改變一張臉，因為覺得那樣會更漂亮，光想到可以把眼皮下垂的眼睛做成渾圓的鹿眼，就足以令她開心。她的候診室裡滿是女性，毫無畏懼的準備對抗遺傳基因。

我沒有參與達蜜拉的容貌改造過程，因為我認識她時已經是手術兩年後。當我見到她，我明白了自己眼裡的真相，對別人而言可能是謊言，甚至一個人的外貌也可以被看作是假的，這兩個發現都讓我覺得很有意思。

對於一個女人決定改變自己，我總是十分樂見，而眼前這個女人和保羅．塔希耶所完成的事，使我充滿夢想。我過去聽到「巴黎人」詆毀她，將她妖魔化，但我親眼所見的卻是精湛的手術結果；我還看到來自世界各地的實習住院醫師，絡繹不絕的來到她的手術室，只是其中分成兩派，一派是她的粉絲，一派是毀謗她的人。

在達蜜拉的瘋狂和幻想裡，我認識了自己。我跟她一樣，追求浪漫甚於科學；我跟她一樣，是保羅．塔希耶的仰慕者，而且我喜歡這樣；我跟她一樣，主子塔希耶的舊學生也不欣賞我，責備我是有目的性的接近塔希耶——他們沒說錯，我對顱顎面外科手術並不感興趣，也不想隱瞞。我在這裡的確是為了其他事情。

達蜜拉的公、私生活不分。成為她的學生就等於和她生活在一起，成為粉絲團的一員，除了認識她的兒子和先生以外，晚上還會一起去跳舞，慶祝每個人的生日，儼然是外科醫師大家庭。**她教會我保持與眾不同，繼續相信自己的直覺，並在一群過度講究科學的人中存活**。

後來我的同事教我如何裝出很科學的樣子，例如：用學術支持我的直覺、說話時記得引用外科醫師會用到的語彙。

32

只有接受部分損失的人能手術成功

羅莎莉（Rosalie）背上有一道傷疤，她一直無法釋懷，於是來求診。她長得算漂亮，年約三十歲，穿著普通，頭髮有點暗褐色……她不樂於向外人展現她的價值，對自我也不欣賞。

她原先背上有一個胎記，她說那個胎記還不如現在這道傷疤那麼困擾她。她找了一位整型醫師幫忙去除胎記，沒想到留下略長的傷疤；她又做了一次整型想彌補，沒想到結果更糟糕——傷疤比先前那道更長。

她想要清除傷疤。

我幫她檢查一下，發覺傷疤雖然肉眼可見但很細，其實沒什麼人會注意到。

我自己的左右手肘也有傷疤，是練體操時意外留下的，我沒把它放在心上，也從來沒人問過我原由。

我向羅莎莉解釋自己什麼也幫不了，鑑於她已經看了好幾位整型外科醫師，我又補充：「任何外科醫師都沒辦法再補救。」事實就是這樣。她背上有傷疤，而這道傷疤會變淡（特別是她不再動手術的話），但永遠不會完全消失或縮短。

她非常不能接受這種結果，氣到眼淚就要奪眶而出。她跟我解釋，當初沒有人事先告訴她會有這麼大的傷疤，如果早點知道的話，她寧願保留胎記。她認為自己是因為未被充分告知以致蒙受損害，於是要求補救。

我能理解這種心情，但我一樣無能為力。

我再次向她說明。

32 只有接受部分損失的人能手術成功

她面露遺憾的看著我，有點不肯善罷干休的意思。

起初我在考慮不要收她的看診費好了，算是對於沒辦法幫到她表示歉意，可羅莎莉氣炸了，一直不肯離開我的辦公室，非要我找到解決辦法，讓我遲遲無法結束這次看診……四十五分鐘後，我終於把她請出去，並要求她支付看診費。

幾個小時後，我收到一封電子郵件。

「醫師您好。傷疤是一輩子都會那麼長嗎？我覺得它太長了，居然足足有十二公分！十二公分耶！這真的一輩子都看得見嗎？真的沒有辦法？謝謝您的回覆。」

我回覆她：「是的，傷疤一輩子都在，但不會永遠都被看到，因為疤痕在您的背上，而您大部分時間都會穿著衣服。」

「那當然，不過我們不能縮短它的長度嗎？為什麼啊？真的確定？」

「是的。」

等到門診結束，我才知道她發了好幾封電子郵件給我的祕書，並且試圖打電話找我們，同時也騷擾了其他幾位整型醫師。

三天後，我收到了一張傷疤的相片，附記一段令人心碎的話，是她用強調性的粗體字寫的：「**傷疤一輩子都這麼長嗎？**」

顯然這名女子活在惡夢中，反應非常激烈。我擔心她會因此傷害自己或整型外科醫師。

我耐著性子回覆她：「是的。您已經看了好幾位醫師，他們都告訴過您傷疤長度不會變短，但會逐漸變淡，這我也跟您說明好幾次了。您不必如此緊張，畢竟很多人都有傷疤……您現在需要求助的對象是心理醫師，而非整型外科醫師，您最重要的是接受和這個傷疤共同生活。放心，它不會剝奪您的美麗。」

我一邊發送這些自己認為重要的話，一邊擔心她會不會自殺……羅莎莉現在處於妄想狀態，但我不是心理醫師，無法從心理部分為她治療。我不知道她是否或如何定期向心理分析師諮商，我也很難確認。

我每天目睹很多不公平和人生意外：乳癌、乳房切除、擋風玻璃的碎片覆蓋傷痕累累的臉、被火燒傷、騎自行車摔倒……有些人只因為一次愚蠢的意外，就得一直坐在輪椅上。仔細想想，因為遺傳而強加在我們身上那些難以忍受的缺陷，和歲月流逝對我們的體型外貌所帶來的損害，兩者並沒有太大差別。

整型醫師的工作職責是修復。我們的手術刀不像魔術棒，它不會抹去任何疤痕，頂多轉換、改善，以此協助病患和生活妥協。

只有那些接受妥協、接受損失一部分、接受放棄一部分的人，才可能有所謂的手術成功……無奈的是，缺陷可以修復的病患，並非每個都願意妥協或捨棄一部分。我們永遠無法回到過去，去做沒發生過的事，或是否認發生過的事。我們能求得的最好狀況，就是和現實和平共處。

諮詢時必然會出現雙方都無能為力的情況，一方當然是患者，而另一方是外科醫師。自以為無所不能的外科醫師對病人並無助益。

矛盾的是，你必須接受變老的事實，才會請人幫你做拉提手術；必須接受變成殘障的事實，才會使用義肢。

身為整型醫師，須避免替狂躁易怒，或是幻想擁有「理想典型」的人動手術。仰賴整型以徹底抹去創傷者、夢想成為「世界上最美麗女人」的少女、拒絕接受變老這個事實的人，還有厭惡自己身體的人……這些都是我們該避免進行整型手術的對象。

我們當然要盡力為病患做整型手術，但前提是病患得心態健康。

32 只有接受部分損失的人能手術成功

我的整型日記

心理障礙存在的證據

一月二十九日星期日

我的眼睛周圍仍然有些怪怪的，我說不上來，只看得出某個東西改變了，好像一幅自然風景畫裡的一抹人影，你知道有個人在那兒，卻始終看不清。客觀的說，手術結果十分完美，我自己刻意戴著眼鏡反而有點小題大作。

從大家的口中，我聽到朋友替我鬆了一口氣，甚至還引起一些人羨慕。其他整型外科醫師紛紛詢問執行手術的人是誰，我因此給了好多次伯特蘭的聯絡方式，替整型醫師和所有在這個領域工作的人感到驕傲。我重新找回自己，而且感覺比以前更好。

我覺得自己的身體好像還在「工作進行中」的狀態。粉紅色的傷疤就快要變回正常膚色，但即使只是淡淡的粉紅色，仍讓我覺得戴眼鏡比較妥當。

我還有幾處手術留下來的傷痕肉眼可見，在我眼中，它們比身上任何缺陷都更醜陋，因為不同於那些跟「生存」相關的重要傷疤（比方說盲腸炎、剖腹產、腳踏車意外、癌症），整型手術的傷疤是不宜外露的，它們修補缺陷的同時，也暴露了我們的心理障礙。

我始終無法重新戴回隱形眼鏡，幸好眼鏡很適合我。戴上眼鏡讓我的目光不需要直接和別人交會，大家都把我臉上的改變，歸因於眼鏡的關係。我認為這樣很好，表示手術本身不再是個明顯會被討論的話題。

相較於還在恢復的傷疤，我的頭髮更讓我難過。看到自己髮質很細、髮量又少（但我喜歡我的髮色，而且沒有白頭髮），我開始考慮是不是該戴假髮了；再看到手臂內側有些鬆弛，同樣讓人難以忍受。

我感覺自己迷失在這鬆垮的軀殼裡，就好像套上了一件太大的衣服，再也無法清楚確認自己，只能如幽靈一般的遊蕩。當我向前傾，我注意到腹部的皮膚已不再緊實服貼。

若要再次動刀以恢復身材的話，代價是留下傷疤，或想方設法隱藏所有缺點，這讓我猶豫不決。既要戴眼鏡、穿長袖，又要戴假髮，我想我乾脆換上只有眼前露一小塊網紗的「波卡（burqa，伊斯蘭教女性罩住全身與臉的罩袍）」好了。

艾曼紐威脅我：如果我再做整型手術，他就要離開我。

雖然這樣的威脅很殘忍，但也掩蓋不住他的好……親人總是不樂見你挨刀整型。他們會強調風險，說得頭頭是道，並說自己的愛肯定不會因為一個人的某部位減少幾公釐而增減……可是我知道，要是埃及豔后的鼻子長得再短一點，她就不會是影響羅馬梟雄的美人了……。

遲早有一天，我會再次請人幫我整型。我不會停止注射肉毒桿菌和玻尿酸，因為這是一場關乎我的形象、女性魅力，以及自己本身的遊戲，包含我希望成為的樣子、為了達成所要做的事、我允許自己去追求的事，還有單純的幻想。

忠於自己的原貌也是自戀的一種愚蠢形式。

有一天，你面臨的選擇將是：

32 只有接受部分損失的人能手術成功

- 秀出鬆弛下垂的手臂；
- 穿著長袖對抗三十度的高溫，或是只到寒冷地帶；
- 待在冷氣房看別人在陽光下嬉戲；
- 把疤痕留在手臂後方內側，這樣就不會經常看到它，除非對著鏡子高舉雙臂來回擺動。

我的身體總有一天會因為鬆垮的手臂而抗議，到時候，我寧可請人幫我動整型手術。我對此毫不諱言，甚至願意承擔。

這樣下去會不會沒完沒了、無法可解？錯！我們都知道解決辦法，而且我頂多剩四十年可活，何不早點行動？

33

假髮聯盟

棕髮的克萊兒（Claire）今年四十歲，很討人喜歡又充滿活力，此時正容光煥發的進到我的辦公室。她身穿一件凸顯胸部的性感緊身上衣，搭配牛仔褲和高跟鞋，四處轉來轉去。

然後，她拿著一頂醫療用的全頂式假髮，驕傲的丟在我的辦公桌上，說：「給妳！」

我的頭髮讓我覺得很不體面，這眾所周知，但從來沒有人像這樣，直接把假髮送上門……。

33 假髮聯盟

克萊兒一年前罹患乳癌，歷經了乳房切除、放療、化療，最近剛做完乳房重建。

她相當心平氣和的度過這段乳癌時期，其中多虧她的教母送了她一頂自然真髮製成的假髮，大大鼓勵了她。在治療期間，她覺得這頂假髮很合意，因此又增添幾分喜歡。

不過，這頂假髮其實並沒有什麼特別之處：深褐色、帶有美麗的反射光澤、中等長度、有點波浪狀……感覺和她現在的頭髮很像。

克萊兒在化療期間從未見過自己沒戴假髮的模樣，就連洗澡時，從取下假髮到戴回去之間，她都不會照鏡子。化療的確讓病情不像以前那麼嚴重，許多女人繼續過著幾乎正常的生活，不過缺點是會掉頭髮、掉眉毛、掉睫毛，膚質也會暫時變差。

克萊兒之前是如此的喜歡這頂假髮，以至於後來頭髮再長出時，還特地去接髮，模仿這頂假髮的髮型。

「把它給有需要的女人吧，我希望它能保護別人。」她笑著對我說。

像這樣的假髮造價昂貴，約一千五百歐元至兩千五百歐元（按：約新臺幣五萬兩千元至八萬七千元）。克萊兒這位迷人的抗癌女戰士顯然很有騎士風範，願意將自己的武器送給別人。

我熱切的感謝她送的禮物，表示我會把它放在「太平間」。

「太平間」是一個櫥櫃，裡面擺滿了各種醫師們不知道怎麼處理又不敢丟的東西，例如成堆的奇怪禮物和病人的假髮。我一打開「太平間」，就有兩頂假髮不巧掉落到我頭上——這個櫥櫃被假髮塞爆了，其中有的價值不菲，都是病人慷慨又暖心的致贈；況且所有假髮都近乎全新，我們不能把它們丟掉，得想個辦法處理……。

每次只要醫院有人要放假髮時，那人總會對於又多一件難以處理的東西，感到有些愧疚。最物盡其用的方式應該是把診療間當成試衣間，然後把櫥櫃裡那些亂七八糟的假髮稍微整理分類一下，再拍成照片，像小廣告

33 假髮聯盟

一樣貼在候診室裡，讓女病患可以隨時挑選、試戴。可惜所有辦公室都在使用中，沒有多餘的地方可以實行這個構想。

最後，我們決定建立一個網站，為想要送出和接受假髮的女人提供交流空間，網站名稱為：「假髮聯盟（Solidarité Perruques，網址是：http://www.solidariteperruques.fr/）」。

我問克萊兒是否願意擔任代言人，她二話不說就答應了，並立刻寄一小段影片給我們。影片中的克萊兒非常漂亮，充滿了生命力，告訴大家她要送出假髮的原因（小編真的上網看見克萊兒本人）。

創立網站、拍攝假髮、把它們放到網上……統統都需要時間和經費，但這樣一來，我們就可以把「太平間」的東西清空，而不是白白讓它們再也不見天日……。

每隔兩週，我們會聚集在乳癌治療中心為大家收集假髮，放射科醫師、放射治療師、外科醫師、病理學家和化學治療師就能趁這個時間，前來更新他們的資料。自假髮聯盟創立以來，化學治療師每週都會帶來好幾箱的假髮，來自那些不想把假髮丟掉也不想保留的女病患，她們猜想或許有人用得上而捐出。

為了讓假髮聯盟能夠繼續運作，我們必須雇用一位兼職人員並籌募資金，還得另外騰出時間來準備籌募資金的文書資料。有些患者想要幫助我們，便接洽了雅詩蘭黛（Estée Lauder）、萊雅（L'Oréal）等所有宣傳贊助婦女慈善行動的化妝品公司，不過沒有一家感興趣。許多人對此大感可惜，因為這花不了多少錢，又可以有效的幫助婦女。

34 一個人去開刀

我今年二十六歲，是隆瑞莫醫院（Hôpital de Longjumeau）（按：隆瑞莫是法國法蘭西島大區〔法國本土十三個大區之一〕埃松省的一個市鎮）的一般外科值班醫師。

消防救難人員送來一名身穿納粹制服的男子，襯衫沾滿了血，鉤狀十字架的納粹標誌環繞在他的手臂上。

實習醫師已整理好檔案資料。事發原因是一小群人在酒吧裡慶祝希特勒（Hitler，是惡名昭彰的那位沒錯）的生日，結果喝太多導致互毆；後來他們被分送到不同的醫院，免得在急診室又鬧事。

我的這名病患——喬埃勒（Joël）挨了好幾刀，有消化道穿孔之虞，必須送開刀房救治。

不管他穿著軍服假扮納粹分子時是什麼模樣，如今他孤伶伶一個人，只能抱著肚子躺在擔架上，看起來毫無軍人的雄偉英姿。

我跟他說明我必須替他動手術，然後朝他詼諧的嘟起嘴，指著我識別證上的名字，挖苦的表示感同身受：「真不幸……。」最後獨自把推床推向手術室。

35
你不愛自己，身邊的人將無法忍受你

卡蜜爾（Camille）的爸媽從不曾說她美麗。雖然線條特徵和漂亮女孩完全一樣，然而，她確實不到漂亮的程度。她約莫四十五歲、棕髮，身材纖細勻稱，而且衣著得體，稱得上是零缺陷，但不漂亮。

卡蜜爾的整型史，是從十八歲的抽脂開始，由她的父母「提供」。從她說出「提供」這個字眼，和把它放在敘述裡的方式，聽得出一點弦外之音——她的父母正是她問題的根源。

我自己有個十六歲的女兒，若從家長的角度出發，我一開始並不覺得父母會主動要求未成年的女兒動手術，也許是女孩一直吵著要整型，爸媽被吵得累了，只好讓步同意她動手術。

她幾乎沒花什麼時間談論她個人。我不認識她，我只是個醫師，能知道的僅有她告訴我的真相——她所謂的真相。

做了幾年的心理分析，她不信那一套。她知道父母覺得她不漂亮，這才是她一層一層自我解構的根源。

講述這種故事的女人很多。聆聽這些女人的心聲之際，我既是母親，也是女兒，這樣的雙重身分使我至少能想到兩種不同版本的真相。

也許，卡蜜爾她說得對。我經常看到一些自戀的母親，基於自己是個美女，就無法忍受女兒不漂亮這個事實。我還記得有位超級漂亮的母親，用手指著她女兒，說：「醫師，妳不能讓她這輩子就這樣了。」她女兒只能一臉抱歉，穿著內衣站在我們面前。另外還有急著讓孩子挨刀的母親，要我幫孩子的招風耳動手術，儘管她的孩子才五歲，根本看不出那是個「缺陷」。

我想到了我女兒。她從十三歲起，就經常纏著我說要做下巴或臀部抽脂，或是讓胸部看起來更大或更小，還指控我很不合理，說我明明同意幫病人動手術、甚至自己也做，卻不讓她做。

卡蜜爾對自己的看法很有把握，感覺她是在做心理分析時找到這個解釋的，想必好些時日以來，花了不少時間在心理分析室的長沙發上。她眉飛色舞的告訴我這個解釋，手舞足蹈得像是拿到勝利獎盃，又像從土裡挖出骨頭的狗。卡蜜爾聰明又有趣，她的分析使她不再那麼相信過去所相信的了。

話雖如此，卡蜜爾還是做了她的第十四次手術……。

十八歲大腿抽脂。

二十歲隆乳。

二十五歲雕塑鼻子。
三十歲緊緻拉提胸部。之後還有抽脂，以及胸部疤痕整復。
四十歲進行臉部微創拉提手術。然後是腹部整型。
後續為了矯正以前手術留下的痕跡，她又動了幾次手術。
簡單來說，她在四十五歲時，已經做了十多次整型手術，認識全巴黎的整型外科醫師。面對這些成果，她批評他們所有人、一個接一個責備，因為他們全都失敗，沒有兌現當初的承諾。

她想要我幫她動手術，來「避免」她再次動手術。我也希望自己實現這個終極手術，用它修復她的內心，和以前手術的瑕疵和痕跡。

而且她不說「她的」肚子或「她的」乳房，因為這些部位已不再專屬於她，而是替它們動手術的整型外科醫師的。最初，她不斷矯正父母遺傳給她的缺陷；如今，她要矯正整型外科醫師留下的瑕疵。再怎麼說，若她的身體不能完全代表她，她得明確的拒絕活在這個樣貌下。

她認為自己現在這個樣貌，還存有一些錯誤必須修正，就像變性人想要改變性別一樣。

卡蜜爾要我幫她做最後一次手術，矯正所有未到位的遺憾，只要能做到，她保證之後再也不碰整型手術了。

她身邊的人都無法繼續忍受這個不愛自己的卡蜜爾，這不但毀了她自己的人生，也毀了他們的人生。她的女兒不能忍受媽媽的身體失去了獨特性，先生沒辦法接受從未看過她裸體，只因為她覺得自己太醜了——她內心跨不去的鴻溝，遠比她的身體缺陷來得明顯。

卡蜜爾覺得自己醜陋是有道理的：厭惡自己的人不可能美麗。這種人不斷挑剔自己的外貌，同時對自我感到羞恥——這其實是享受自戀的一種形式，身邊的人並不會諒解。如此嚴重的自我厭惡，往往使別人變得不再友善。

然而，她的痛苦並不是假裝的，光是「走進電梯」這種一般人眼中的小事，對她而言都是一項考驗。她只能選擇避開自己的鏡中倒影，或者在直視後崩潰。

我越聽越感到手足無措，因為卡蜜爾即將達到她的目標——說服我，讓我相信幫她動手術好過拒絕她。

多次整型讓她對醫師有著自己的一套專業判斷，所以她很清楚，我光是從一開始的談話，就診斷出她患有「身體臆形症（Body Dysmorphic Disorder，為一種精神障礙，患者會過度關注自己的外在，並將缺陷處誇張化或產生臆想）」，我們彼此可說是「專業對上專業」。連聽她聊起她的心理醫師，我也能透過言談內容，知道她的心理醫師非常專業、稱職。

她花了不短的時間，向我描述自己的身體有多恐怖之後，終於給我看了她的身體。

當然，沒有任何地方不對勁。

隆乳手術做得不錯，疤痕還算可以接受。我不知道動手術之前它們長得怎樣（據她說：「糟透了。」），但嚴格一點來看的話，雖然結果不至於有多糟，但的確還有一點改善的空間，例如乳房有點過大、疤痕稍寬了些……若要調整的話，只需要一個小時，而且手術風險很低，失敗率幾乎是零。

我面臨進退兩難的困境：卡蜜爾確實是身體臆形症患者，但我也確實可以使她更完美……這就像是一個陷阱，導向「雙輸」的選擇——要不我拒絕動手術，對於有身體臆形症的她而言，等同於某種程度的懲罰，因為只需要一個簡單又可靠的手術，我就可以改善她的狀況；要不我替她動手術，那麼我的名字就會列入她那一長串的「耍人」整型醫師名單，而且更加重她的心理症狀，讓她永遠不會感到滿足。更別提她術後的心理狀態將會很混亂，以至於對我的手術刀抱有癲狂的冀望，亦對自己懷著無限蔓延的憎恨。

卡蜜爾為了說服我，對我說：「我老公和心理醫師都同意我做這最後一次手術。」但這句保證反而令人害怕。我知道她是死纏爛打，磨到他們筋疲力盡，不得不投降……。

就技術上，這個手術很簡單也很吸引人。跟常遇到的情形一樣，她的隆乳尺寸做得太大，和她的高雅氣質不太相符，若尺寸小些會更適合。但最聰明的做法是不去碰它，因為卡蜜爾患有身體臆形症，且其父母和她遇過的所有整型醫師都遭她毀謗。

另一方面，她並沒有抱怨乳房本身，只是不滿隆乳的尺寸。當然，我們都必須接納自己的身體，但若面對的是一具陌生的身體，那就毋須勉強了。在她眼裡，乳房的填充物並沒有替代原來的她，而她只是覺得尺寸不符合她的風格罷了。

我把手術價格報得很高，因為：

● 她動完手術後，很快就會不受控制，一想到這件事，我就頭痛。

● 她找過巴黎所有高收費的整型醫師，最後才到我這裡，我可不想比他們廉價。

一年後，最晚一年後，她會在全巴黎到處說她討厭她的乳房，讓所有整型醫師知道這個消息，她還會時時刻刻和周遭的人談論此事。然後每一次，她都會清楚指出，替她動手術的人是我……沒辦法，在整型外科界，永遠都是最後一位動手術的醫師承擔所有失敗的責任。

我的整型日記

「妝扮自己」的期限

一月三十日星期一

我看著鏡中的自己，假想自己已經一百歲了。該怎麼表現出一百歲女人的模樣呢？穿牛仔褲搭配毛衣，再擦個青綠色指甲好了，有何不可？那麼梳妝打扮呢？也許必須採用這個方法：將頭髮染成耀眼的雪白色，再擦上白色指甲油。

我要遲到了，沒時間想這麼多。得走了。

我到了診所，看見電梯鏡子裡的自己。又和自己見面了。

手術室裡的景象一如往常，有女病患、同事瓦萊麗、負責包紮的護理師、麻醉醫師。

現在的我知道一切怎麼進行，但會不會有一天，我什麼也不知道了？

36

當你很美，他們便專盯著你的缺點看

蘇菲（Sophie）高眺、黑髮，身材穠纖合度，充滿野性魅惑氣息。她走進我的辦公室那一剎那，我簡直被她迷住了，當她在我面前坐下，我甚至瞪大眼睛說不出話來。

蘇菲被我的反應逗得微微一笑，看得出來她知道自己很漂亮。她要做大腿抽脂。

我很樂於幫她動手術，畢竟有何不可呢？這就像是參與創作一件藝術品般，而且她若向別人提起是我替她動刀的，大家多少會將她的美貌歸功於我，對我來說有利無弊。就如塔希耶所說，如果想要非常優秀的成果，那就去替漂亮女孩動手術。

我繼續聽蘇菲說話，知道她的內心陰影極深，甚至不敢在沙灘上脫衣服……老實說，我覺得她有點誇大了。她漂亮的程度讓我願意付出一切，只為求得和她一樣的美麗，就算只為期短短的一星期也沒關係。

想到這裡，我真希望她對我的信任不是基於同情。

她脫掉衣服。的確，她大腿上方的肉是多了點，但這很好改善。同時，我不明白這女孩明明看起來不傻，為什麼無法忍受這麼一點點的不完美？我自己都不得不忍受一大堆了！

我跟她說：「好，抽脂手術需要半小時，我們可以做門診手術，妳隔天就可以去上班了。但是我不懂妳怎麼會糾結到不敢穿泳裝……那我該怎麼辦？每天穿罩袍生活嗎？」

她笑了。

她跟我敘述事情的經過，說自己到海灘的時候，每個人都在看她。一直到這裡，我完全理解她所說的。

當她提到自己脫衣服時，就變得像公開上演脫衣舞似的，我開始明白她的心情了。因為我覺得這是真的，整個海灘上的人應該都會盯著她。她說每個女孩一看到她有點過粗的大腿，就互相竊竊私語，還用手指著她的缺陷，呼朋引伴一起看。

這種敏感的放大作用令我發笑，但我相信她所感受到的一切。

37 整型醫師有兩種

觀察整型醫師的個人美學處理方式很有意思。他們在醫學和整型外科方面，不僅懂得每一項技術，還知道向誰請教，如同擁有「免費酒櫃」那樣供人無限暢飲（獲取知識）。

他們都做些什麼？和誰？怎麼做？他們會買自己賣的產品嗎？

的確，這些問題的答案不會只有一個，但整體而言，整型醫師對外表的消費金額比平均值還多一些，而且不論男女的消費幾乎一樣多。

大多數整型醫師重視自己的外在，不會完全放任不管，或者極少放任不管；他們很注意自己的體重、膚況、運動量，也不曝曬在陽光下，同時維持自己的生活，平時勤做保養。即使一切講究，但不意味著他們會過度要求自己，例如成為素食主義者，或是講求有機或無麩質之類的食品，而是依照自己的方式與步調，照顧自己的生活健康。我們做醫師的，成天花時間傾聽那些忽視自己身體的人訴說痛苦，這對我們多少有免疫作用。

但是，講到手術成果，醫師並沒有比病患好運，同樣會出現整型過度或失敗的狀況。我有些同事常常注射、拉皮，整個樣貌變了很多，而且和候診室的病人幾乎沒兩樣——他們替病患做的手術，自己通常也會做。

有些「時髦又有品味」的整型醫師，候診室排滿了漂亮又保養得宜的中產階級女人，十分引人注目。這類醫師的具體目標是讓人看不出來自己整型過，效果自然是優先考量的重點，部分缺陷沒有矯正也是可以接受的。其他要注意的有：不要注射過多肉毒桿菌，以免表情僵硬；蘋果肌不要太鼓，以免往上頂之後害眼睛變小，反而看起來像個豬頭；不要過度豐脣，以免變成石斑魚的厚脣大嘴；上嘴脣不要過度填充，以免變成香腸嘴；以定期持續的輕微整型，取代一口氣進行太多手術項目，免得侵害身體組織，導致驚人的變化。

這群品味崇尚者，一般屬於「非常理智」的整型外科醫師，鮮少為偉大的創新者。就算有所創新，也常是相當精巧細微的部分，不足以讓科學界討論迴響。他們也鮮少公開發表相關的細節重點，然而這些細節，正是達到整型效果自然的重點所在。

此外也有些人是理想主義者，瘋狂追求美麗，專注於理想中的標準。比方說，為了使臉頰完美，下睫毛和下顎骨之間的線條必須連成一筆畫的實線，且沒有凹陷。這般代表年輕的臉部理想狀態，我們稱之為「嬰兒臉頰」（baby cheek），顧名思義，也就是臉頰鼓鼓的，像嬰兒一般，給人重回青春的感覺。

相較於理智派整型醫師，理想主義派的整型醫師大都相當創新，經常是技術進步的推手，公開發表的內容也比別人還要多……當中是有一些犬儒主義（Cynicism，否定社會與文明，提倡回歸自然，鄙棄俗世的榮華富貴）者，從不使用自己販賣的產品，不過大部分都是「信徒」——經過實際操作後對成果深信不疑，並將這種論證應用在自己身上，覺得自己的結果會和病人的相去不遠。

理想情況下，這些「信徒」之間會互相動手術，一切合理運作，但有時也會出錯……。

37 整型醫師有兩種

我的整型日記

執刀促成的友誼危機

二月一日星期三

照鏡子時，我沒看到什麼奇怪的地方。我決定不戴眼鏡，這是手術之後第一次沒戴眼鏡。

我在浴室和我的女兒擦身而過。她偷穿我的毛衣、用我的化妝品，還偷擦我的口紅……她顯然沒注意到我有任何異狀，這是個好徵兆。

當我抵達診所，伯特蘭一看到我就趕緊走過來，笑著說：「妳今天看起來不浮腫了！」他又湊近仔細看，感到非常滿意。

我們兩個都笑了，很高興我們的友誼完好無損。因為手術只要有一點點的不完美，就會在我們之間蒙上一層陰影。

我記得我曾經幫一位朋友注射了稍微過量的肉毒桿菌，之後的兩個月期間，每當我看到她，都覺得難過、有罪惡感。一直到作用完全消失，比起當事人，我更覺得鬆了一口氣……我想如果我一直「看起來怪怪的」，只敢戴著眼鏡，又每個星期三都出現在伯特蘭面前，他應該會感到痛苦吧。

我們一邊慶祝勝利，一邊談論我們最糟糕的術後病史。

38 換臉手術

西元二〇〇五年，法國成為第一個臉部移植成功的國家，也是施行次數最多的國家（全球三十六個案例中，約十個在法國）。

這項手術令人震撼，因為被移植的器官除了功能之外，還具有身分識別的特性，不像心臟、肺部或是肝臟，僅屬於功能性的器官。

進行臉部移植手術之前，病患在何種情況下麻痺入睡？

如果移植失敗會發生什麼情形？沒有臉，我們可以繼續生活嗎？

我們可以捐贈臉嗎？取得一張臉就跟取得腎臟或心臟一樣嗎？

就技術上，臉部移植沒有特別困難，和手部以及其他任何複合移植沒有太大差別，同樣必須找到相容的捐贈者，抑制受贈者的免疫反應，並仔細連接血管、神經肌肉和皮膚。

第一位成功進行臉部移植手術的人名叫伊莎貝拉・迪諾爾（Isabelle Dinoire）。她在三十七歲時，被自己養的狗咬掉鼻子和嘴脣，以至於她的牙齒暴露在外，出門時都必須戴著面具來阻擋他人的視線，也無法吃東西（因為沒有嘴脣，無法控制嘴巴）。

移植結果非常成功。伊莎貝拉・迪諾爾上了報紙頭條新聞，法國整型醫師也因此在國際會議上備感得意（十一年後，迪諾爾二〇一六年因癌症過世，由於終生需大量服用抗排斥藥物加上長期吸菸，她身體易罹癌）。

這種移植手術的相關記載，最早可追溯至三千年前。

我們的祖先曾以削鼻來懲罰小偷和淫婦。沒鼻子活著不容易，要和一個鼻子被削去的人來往也不容易，人人都想要修復被削掉的鼻子。被削掉鼻子的人，不僅留下了可怕的傷痕烙印，也為周遭的人帶來難以直視的困擾。在這樣的背景下，那個年代的人有時候會請求外科醫師（當時由理髮師兼任）修復被削去的鼻子。

某天，有個人嘗試把剛被削下的鼻子，移植到另一人身上。後來有人認為：去找有漂亮鼻子的奴隸不是更方便嗎？於是開始偷割奴隸的鼻子賣給有錢人。這時候受贈者所面臨的，主要還是道德方面的問題。

我們可以肯定在未來數十年內，人類能利用自身細胞重建身體的一部分。這將是「依賴捐贈者提供移植器官」的尾聲，也是「基因移植」的開端，使我們得以微調外表，包括身高、體重、胸部大小或鼻型。

整型的需求一直存在，而且永不消失。

39

你能說出誰是你的師父嗎？

福煦醫院，手術室。達蜜拉有緊急事件，所以待會兒必須暫時離開。我們應該現在從髂嵴（按：音同己，髂嵴為髂骨〔腰部骨骼〕兩邊的上緣）取出骨移植物，畢竟病人已經全身麻醉睡著了，如果等達蜜拉回來再進行，就會浪費一個小時，那麼麻醉醫師或手術室主任只好拒絕最後一個病人，讓他空腹等了一整天，結果最後什麼都沒做。

達蜜拉用詢問的眼神看著我，我以一副認真負責的樣子回應她。她脫下手套說：「取出骨移植物。我很快就回來。」

39 你能說出誰是你的師父嗎？

手術室裡只有我和凱薩琳（Catherine）。凱薩琳是負責在手術室遞器械的護理師，能力非常優秀，過去和保羅・塔希耶一起工作了十五年。

我腦袋一片空白，不知道該從何下手，頓時覺得手術室遞器械的其他護理師都比我還強——護理師一定覺得由我動刀，是病人運氣不好。在此同時，我了解手術室不是表露情緒或自以為是的地方，假如我現在不能承擔外科醫師的責任，那就表示我不夠格。

當達蜜拉或塔希耶和經驗豐富的護理師進行手術時，他們只要一伸出手，什麼話都不用說，經驗豐富的護理師就會遞上正確的器械。

我直接伸出手，甚至連看都沒看凱薩琳一眼。她在我手上放了一把手術刀。

我切開皮膚，把手術刀交還給她。

她遞給我一把鑿子，並拿起一把錘子。我接過鑿子，施行目前在髂嵴上唯一能做的動作——把鑿子放在骨頭上，她接著用錘子敲擊鑿子上端。

完成之後，我將鑿子遞回。

她遞給我骨膜剝離器。我剝離了骨膜。

她又遞給我鑿子。我按紋理分開骨頭的內部皮層，只剩下縫合傷口。最後她遞給我一支李委丹氏針（Reverdin needle），和兩條鋼絲線。我縫合了嵴突。

到結束的最後一針，我只花費了三十分鐘，和達蜜拉或塔希耶一樣。

達蜜拉回來時，切口已包紮完畢，取出的移植物正等著她。

達蜜拉是位很棒的老師，教學循序漸進且要求嚴格。她直覺的知道我們已成熟到足以勝任某件任務。

時候到了，**我對她完全信賴——要是她認為我做得到，我就做得到。**

40

母親這種病

瑪莉—多明妮克（Marie-Dominique）今年四十歲，有自殘傾向。她不是用刀子割傷自己，而是不斷的搓磨臉部的小傷口，阻止它們癒合，從中得到滿足。說得難聽一點，她就像在挖火山口，臉上布滿坑坑疤疤的傷痕。

她到我這裡來求診，希望我妥善處理傷口。這件事不難，但我發現她如果繼續刺激臉頰上的幾處傷口，就算我治好了，她也會在恢復期間繼續搓磨，簡直是惡性循環。在這種情況下幫她動手術，肯定有風險，不過若放任她折磨自己的疤痕，後果就會難以收拾。

瑪莉─多明妮克認同我的擔憂其來有自。她從小就開始自殘，也一直在看心理醫師。

她說她母親不喜歡她，總避開不想看到她。瑪莉─多明妮克記得她在父母房間玩的時候，母親經常坐在小梳妝臺前面，直盯著鏡中的自己。有時眼光不期然的落在多明妮克身上，她就會說出令人疑惑又感到冰冷的一句話：「瑪莉─多明妮克，上帝愛妳……。」

瑪莉─多明妮克因此得到結論──唯有慈悲的上帝才有辦法愛她。

她讓我想起了以前有位想要重塑乳房的麗貝卡（Rebecca）。麗貝卡告訴我，她母親看到她在淋浴時的裸體，悲傷的對她說：「麗貝卡，我真是看不下去了，我四十五歲的乳房都比妳十五歲的乳房還堅挺。」

我幫麗貝卡動手術，做了提乳和縮乳。一出手術室來到恢復室，她滿腦子只有一個念頭：已經過世多年的母親，會不會喜歡她的新乳房呢？

這些母親讓我感到格外驚恐，以至於我對女兒說了幾千遍她有多美。雖然我立意良善，但也種下了她後來為此怨怪我的種子……到了青少年時期，她終於明白自己並沒有像我要她相信的那麼美。她認定我欺騙了她，是我讓她相信自己是漂亮的，我對她撒了彌天大謊。

看著她極度失望的模樣，我也漸漸覺得自己該為此負責。

母親難為啊……。

41 一人整型，影響全家

有位媽媽打電話問我：能否為她六歲的兒子動整鼻手術？

我馬上聯想到她的兒子是不是鼻子畸形？或是像電影《大鼻子情聖》（*Cyrano de Bergerac*）的男主角西哈諾（Cyrano）一樣得了血管瘤？還是長了囊腫？畢竟沒有人會在六歲就整容（除非是要去除招風耳）。

迪亞哥（Diego）的媽媽陪他來診所。因為鼻子的關係，迪亞哥不想再上學了。顯然他是認真的，沒有商量餘地。

他的鼻子很完美。

41 一人整型，影響全家

然而，我問他：同學有沒有取笑你的鼻子？完全沒有。

你是不是在學校受到欺負？不是。

你是不是好學生？是。

你喜不喜歡上學？喜歡。

你有沒有朋友？有。

什麼時候開始不想上學？六個月前。

真叫人傷腦筋，我越問越理不出頭緒。這個小孩不像是精神病患，但連他母親也不知道他怎麼了……。

我向他們解釋不可能進行手術的原因——不論是我或其他整型外科醫師，都不會替一個尚未停止成長的鼻子做整型手術。

迪亞哥露出絕望的表情對我說：「那妳為什麼要幫我爸動手術？」

他們沒有告訴我，他的父親來找我動過手術。

我看著他父親手術前的照片，鼻子和迪亞哥的一模一樣。當時他想要使鼻頭變得稍微尖一點，並增加鼻梁的立體感。

雖然手術當下沒有料到此事的影響，但我理解迪亞哥的理由了。他應該是認為：假如他的父親因為擁有不一樣的鼻子而活得更開心，那麼他現在的鼻子就像個缺陷似的，父親跟他再也不是同一國的了。既然如此，他為什麼不能利用機會來改善？

當有人決定擺脫家族遺傳的某個缺陷，如鼻子、臀部和大腿外側的馬鞍肉、乳房……這關係到家族每一個成員。有些人有「缺陷」又不敢擺脫它，有些人覺得身體特徵彰顯了他們的身分，有些人反而覺得這種身體特徵損害他們的身分，還有些人看到舊照片後，才恍然大悟他們的大鼻子或是招風耳原來遺傳自母親，不過母親身上已不見這些缺陷了……。

42 感到愧疚，不代表那是我的責任

她今年三十三歲，在我的診間流著淚，陪她一起來的丈夫靜默不語、表情凝重。

她叫麗莎（Lisa），二十九歲時得了乳癌，在這個年紀遭遇這種事，讓她備感殘酷又不公平。二十九歲並不是乳癌的好發年齡，通常四十歲以上發生機率較高，而且乳癌的致死率也比其他癌症還高，因此得採取更積極的藥物治療。

這對年輕的夫妻育有兩名幼齡的小孩，除了撫養孩子的壓力之外，他們還必須面對乳房切除、化學治療、放射線治療還有乳房重建。

乳癌的所有痛苦都來自醫療行為本身。疾病本身具有潛伏性，通常在乳房摸到一個小小的球狀物，或經由乳房X光攝影才會發現，完全不會帶來痛感；相反的，到了治療時期，包括乳房切除、化學治療、放射線治療在內的治療方法，每一種痛覺卻又如此清晰有感，而且治癒費用高昂。

我在兩年前認識她，當時她已結束癌症療程一年了。

乳房重建進行得非常順利，不過術後因為感染問題，所以需要兩個月的抗生素治療，但義乳仍可保留。現在兩側乳房對稱而且很美，成為我們在會議中分享的個案結果。

重建一年後，有一次在做癌症追蹤檢查時，放射科醫師發現有一塊紗布遺留在裝置義乳的那一側胸部，就在手術疤痕下面。

臨床上，她沒有任何不適，既沒有疼痛的感覺，乳房也沒有變形或發紅，更無法憑外部觸摸察覺體內的手術紗布……縱使什麼感覺都沒有，仍必須將它取出。

手術約需十五分鐘，當天就可以出院，術後應該不會疼痛，她隔天就可以恢復正常的生活。然而，令麗莎害怕的並不是再動一次手術……她哭的原因是「運氣不好」。

她感覺不幸緊緊跟隨著她，影響了醫護人員的判斷，使她得再次遭受苦難，而且最後證實這次苦難並非肇因於疾病，而是出於疏忽。這令她覺得很不公平，並且感到害怕。

進行外科手術時，我們會使用紗布來吸收血液。為了避免紗布遺留在體內（紗布很小，很容易就能溜進狹窄的縫隙），紗布上頭會附有一條在X光底下可顯影的藍線，而且過程中都得一再計算紗布的數量，任何手術都一樣。

手術室的護理師負責遞出每一包十片裝的紗布敷料。手術助理在每一次打開包裝時，都要檢查是否確實內含十片紗布，隨著手術中不斷使用紗布，手術室的護理師必須不斷回收並計算數量。手術結束時，手術室的護理師和手術助理會一起計算使用過和未使用的紗布數量，假如少了任何一片，都務必找到，若有必要的話，甚至會趁病患還在熟睡，照射X光來尋找。待**紗布全數清點無誤，才讓病人恢復意識**。

麗莎當時的手術紗布清點作業，已由手術室的護理師簽名驗證。這次事件顯然涉及計算錯誤，關於這點，我對麗莎感到愧疚，但不認為這是我的責任。

我很明白她了解事情的原委，但說真的，就是因為了解了情況才變得更糟，因為這證明她確實運氣不好。

43 他不是同性戀，是改變性別的異性戀者

艾力克斯（Alex）想要切除乳房，因為她認為自己是個男人。她約莫六十歲，一頭中等長度的灰髮，帶著老菸槍的沙啞嗓音。她穿了一套西裝搭配白色襯衫，走在街上大家都喊她「先生」。

她不想做男性生殖器重建手術，因為外觀上並不明顯，但她想要移除乳房。這項手術不會對她造成任何風險，我卻難以答應執行這項手術。

移除馬鞍肉或鼻子上的凸塊，對我來說都出奇容易，在乳房裡放幾個生理食鹽水袋也很稀鬆平常。但要切除一個沒有用途的乳房？我猶豫了。

對於自己沒有答應動這個手術，只因為覺得好像不符合自己所認知的常理，我感到很內疚。

除了癌症以外，要求切除乳房的女人（比如跨性別人士）大都拒絕將乳房作為第二性徵，不想表現出女性特質。假如替這一類人做乳房切除手術，恐有遭到懲處之虞。我想像自己在醫師公會理事會自我辯護，被八位法官包圍著質問：「妳竟然切除了一個患有心理疾病的女人的健康器官！本著醫師職業道德，**妳應該治療她，送她到心理醫師那裡，而不是切除她的乳房**，把錢賺進自己的口袋。」

我嘗試折衷彼此的意願，建議她把胸部變得小小的，如此一來就不必非得穿戴胸罩。她會讓人覺得有點平胸，而我呢，會感覺比較自在。她笑著看我，一副瞭然覺悟的樣子，襯托出了我的膽小怕事。

我有點慚愧沒達到她的要求，而是用謹慎的規定作為擋箭牌，與我的信念背道而馳。我知道這個女人比我更了解她是誰，也知道她就是一個男人，醒來時絕不會後悔切除乳房；她的心願是如此簡單乾脆，不可能怨怪協助達成的我。

如果我願意，我大可心安理得的把她的資料提交給核心領導小組，把評估的責任轉交他人，屆時必有明智之士建議拒絕這項乳房切除手術，這個手術便不可能進行；但我沒有把她的資料提交給核心領導小組，讓自己保有改變主意的機會。

她邀請我一起喝杯咖啡。

我被她的果敢吸引。反正我已經結束看診了，喝杯咖啡有何不可？

不管怎樣，和艾力克斯在一起時，大家總是無拘無束……所以，去喝杯咖啡吧。她感覺到我因為拒絕替她動手術而懊惱，於是藉此機會聊聊。

和艾力克斯聊天很難只說些空洞的場面話，字字句句都得斟酌，盡量使用一些中性的辭彙。我知道她……或者不如說是「他」，察覺到我刻意的行為，然後笑了，顯然早就習慣了這種情況。

他跟我談起一個女人——他的初戀。

他的初戀是父母的一位女性友人。他很勇敢的寫了一封信向她表明愛意，說以後要娶她……當時他七歲，那女人四十歲。有天晚上，他聽到這個女人和他的父母在嘲笑這封信。這是他第一次因愛受傷。

值得慶幸的是，他父母很快就接受他的性別身分。他的父親還自豪的說：「我的女兒像我一樣喜歡女人。」那種保有乳房、喜愛「異性」的女人，不等於喜愛同性的女人。

很顯然的，艾力克斯不是同性戀，他是改變性別的異性戀者。

艾力克斯以男人魅力挑逗我，我對他的魅力並非毫無感覺，甚至覺得他比女人心目中所期待的更誘人、更勝於一般男性。我著實覺得自己被一個男人吸引了，這令我有點錯亂。

最後，我沒有替艾力克斯動手術，但我們成了好朋友。

44 乳霜到底有沒有用

乳霜侵占了我的浴室，櫥櫃裡成堆的瓶瓶罐罐等著我測試。化妝品實驗室派醫療代表來說服我推薦他們的產品，所以我打算先測試再推薦。

剛開始學習認識藥妝時，一直聽到別人說明乳霜可以「減少皺紋和細紋」，實在有點惱人。如果可以減少某種現象，讓我們恢復年輕，那我多少會產生興趣，甚至只要防止老化或減緩老化，我就很滿足了。

市面上每年都會推出更有效的新產品，以令人難以置信的使用前／使用後照片，和一些解釋得不清不楚的顯微鏡圖像來客觀證明。這個行業一切都是假的，甚至連「保溼」這個術語也是假的——**保溼霜並不會增加皮膚中的含水量**。

我很久沒有擦乳霜了，因為我的膚質很好，況且起床或睡覺時在臉上塗塗抹抹，對我來說是少女才會有的習慣；若出現一些瑕疵，我便趁著早上在鏡子前做點什麼，努力一下，不至於放任自己屈服於不可抗拒的力量而毫無行動。

來拜訪的醫療代表，最後終於說服我相信這些面霜不是毫無效果。我多麼想要相信它啊，畢竟皮膚的光澤對於美麗度來說，可是大大加分。

我試著發表自身的看法，所以決定在一個月的時間裡，半邊臉試用一種系列的乳霜，另外半邊臉試用不同系列。後來經過一段不定期的時間，我隨意的根據心情、一個迷人的包裝、一個正在興頭上的訪客，或是一種直覺，開始莫名的認定（不力求科學根據）自己覺得可行的乳霜就是效果最好的。我想像著各種不同的組合，例如：去角質乳霜搭配抗炎乳霜，可以抵制去角質所帶來的傷害；使用去斑乳霜後，還有增加好氣色的乳霜，再加上撫平細紋、緊緻毛孔的乳霜……我隨著時間逐步調整使用習慣。

根據艾曼紐的意見，這些乳霜的唯一缺點，是有些味道不怎麼討喜。有時他親我的時候，會聞到一股化學氣味，惹得他大喊：「聞起來好臭，妳擦的乳霜真難聞！」似乎覺得擦這種乳霜對他很不友善。他還要求我：「妳白天和病人在一起的時候擦就好，跟我在一起就別擦了。」於是我把一些乳霜保留到深夜裡使用。每一次我都覺得把這些臭臭的乳霜往臉上塗塗抹抹很有趣。

為了與一般的美容化妝品有所區隔，實驗室將產品冠上很難聯想的科學名稱，但我無法向任何人開這種處方，這太複雜了！即使嘗試過，卻在收到不斷湧入的詢問試用效果的電子郵件時，無法以專業科學來回覆。

看著成堆的乳霜，我覺得荒誕虛幻、好像在行使騙術一樣，隨後仔細想了想，倒也沒有那麼嚴重。身體畢竟需要保養，而有保養身體的人總是可以獲得較好的視覺效果，這很合乎邏輯。

這使我相信自己能夠做些什麼，也能夠保有自己的說法，讓事情變得可以接受。我不羨慕那些以嚴謹和真理作為理由而拒絕相信的人，荒誕虛幻非常適合我。

我的整型日記

愛美乃人類天性

二月十一日星期六

我現在有好多副眼鏡，每一副各有不同功能，例如看近的、看遠的、和朋友聊天的、看電腦打字的……還有全功能多焦眼鏡。

我每次買的款式都不同，一方面是為了區別，另一方面是為了改變，就算有時候戴起來並不如想像中美好，但拜這些眼鏡所賜，我更了解自己的長相特色。比起走安全路線、不斷買同樣的款式，我寧願多嘗試一些錯誤。

看著我收藏的眾多眼鏡，大家意見一致的說：「很好」、「不錯」、「好看極了」、「但是妳不需要它吧」、「我啊，看不出有什麼差別」。簡單來說，大家希望戴上眼鏡後能夠變得更好，而我對於添購眼鏡已到上癮的地步。

我自忖是不是痴迷過頭了，接著又想：也沒那麼嚴重，不過就是一種化妝罷了，這很合乎人性。

45 年輕時犯的錯，半世紀之後麻煩才來

她年約七十歲，頭髮蓬亂且情緒憤怒激動，似乎一點也不擔心自己的形象。

她把乳房檢查X光片扔到我桌上——人工乳房老舊破損。放射科醫師和主治醫師表示，她的人工乳房得更換了。

她二十歲就隆乳了。當時她在巴西半工半讀替人照護孩子，所幸那次隆乳並沒有花她多少錢；五十年後，這對人工乳房卻讓她惱怒不已。

我幫她檢查了一下，發覺她身上那兩顆不像乳房，反而更像撞球，觸

感硬得跟石頭一樣，而且年代久遠。網路曾經流傳過類似的隆乳紀錄，令人不寒而慄。

我完全不清楚這是什麼類型的人工乳房。五十年前，尚未對植入物訂定任何法規，因此某些國家出現了「太富想像力」的案例，有一次我還取出了毛線球……。

這項手術非做不可已經夠令她惱火了，又聽到社會保險不給付這項手術，她得支付一筆相當高的自付額，使她更加火冒三丈。我該怎麼大膽要求她拿出白花花的鈔票，取出威脅身體健康的東西呢？儘管我努力向她解釋乳房整型的保養，並不列在國家優先考量範圍；況且一間手術室裡四、五個人，花兩個小時專注照顧她一人，同樣要花一些錢，她聽了仍然怒不可遏——她不願為了一個令她不開心的手術付一毛錢。

我試著找到解決方法，例如向社會保險局申請特別費用來取出人工乳房，但是重新植入人工乳房仍無法申請補助。然而，由於她很瘦，人工乳房占了她整個胸部，一旦被取出之後，就會在胸前留下兩個手套大小的空袋……聽到這個方法，她認為我冷血無情，怎麼可以只因為她年輕時犯下的錯誤，就這樣讓她的胸部殘缺不全？

她見我對她毫無幫助，於是決定離開，而我終於可以從這漫長又令人不快的看診抽身，送她到前面櫃檯。

當我正在為另一個病人看診時，聽到一陣吵雜聲。

原來我的祕書剛才要向她收取一百歐元（按：約新臺幣三千五百元）的看診費，結果她朝我的祕書辱罵道：「這肯定是妳要讓我破產的陰謀，才會見死不救！妳們竟敢濫用醫師名義，利用他人不幸敲詐勒索……。」

她邊走邊咆哮，半毛錢也沒付。

46 反社會人格患者

四十五歲的蘿倫（Lauren）因乳腺癌而切除了乳房，所以希望做乳房重建。

她美麗、聰明、迷人又有魅力，在我之前已經諮詢了幾位整型醫師。她敘述前幾次的看診情況時，由於對這幾位醫師都刻畫入微，以至於我每次都在猜她說的是誰，幾次都讓我聽到笑出來。

我很輕鬆的就讓她理解，提供給她的各種選擇及其優缺點，這是她第四次聽到這些選擇了。她把自己所理解到的內容做了適當總結，真的很聰明又風趣。

手術進行順利。

然而到了術後第三天，麻煩開始上門了。她打了很多次電話——而且是直接打到我的手機——詢問自己是否可以淋浴，並談論她對護理師的看法、解釋她想出院的原因，說她比較想繼續待在診所，接著又說改變主意了，最後決定出院，預約兩天後來換藥。

那天，候診室滿是病患，幾位醫師同時看診，而我的看診時程已經延誤了半個小時。

蘿倫到達時情緒非常亢奮，滔滔不絕的和每個人交談，大方分享她的故事，包括住院治療的情形，並在候診室脫掉衣服，讓大家看她乳房重建的結果。

祕書打電話進來，希望我趕快替她看診。

可是我才剛叫一位女士進來診間看診，她已經候診很久了，再加上我竟然還花時間接電話，她簡直氣炸了！

十分鐘後，祕書打來第二通電話，說：「蘿倫半裸著身體，在診所走來走去。」最後補述她搖晃著一個裝滿血液的瓶子，那個瓶子以一根塑膠管連接到她的乳房。

其他醫師要我處理一下狀況。我只好走出診間，無法顧及診間裡已經脫了衣服的病人，以及她的不悅。

蘿倫同樣光著上半身，警告候診室的病患小心診所的食物，但又對於擔架員荷塞（José）讚譽有加……因為所有診間都在使用中，所以我要處理蘿倫的狀況時，不得不先請剛剛那位病患把衣服穿起來，再回到候診室等候。

我讓蘿倫穿過一個個比她更早到達的患者，同時感受到候診室投來一股強烈敵意……我心情很糟，看診時程已經晚了一小時以上。

我快速簡單而且不太高興的替蘿倫看診，確定手術情況良好後，隨即幫她換藥包紮，很快就把她請出去。

當然，由於耽誤了超過一個半小時，我和患者都很氣惱，接下來的看診進行得很糟糕。

47

醫師有義務去學習如何面對這群人

過了三週，我接到醫師公會理事會來函要求解釋——蘿倫以「見死不救、毆打傷害及廣告不實」為由提出告訴。她去函醫師公會理事會，投訴我把她拖出候診室，扯斷她的縫線，然後把她扔到走廊導致流血。

這是單方面說法，但並非虛構的。

我微笑讀完這封信，並致電醫師公會理事會，深信只要簡短解釋後，他們就可以結案。

但，事實並非如此！所有向醫師公會理事會提出的告訴，都必須經過調查和審理，否則可以預見某些提告，恐因政策上的不當介入而被遏止。

好吧，我就準備接受同業的審判吧。這件事雖不會讓我被吊銷執照，或是停止營業，但重點是我被汙辱了，我認為這並不公平。

在開庭審理之前，我必須以書面形式回答醫師公會理事會，並寄一份病歷副本給他們。準備這些將會花掉我兩個小時。

我的保險公司要求我找律師陪同至醫師公會理事會應訊，因此我必須和律師約時間碰面。

這一切都讓我覺得浪費時間和體力，簡直荒謬至極。當時沒能讓蘿倫平靜且自信的走出我的診間，顯然是我的過錯，但我實在想不出其他更好的辦法。

我收到了醫師公會理事會的第一張傳票。為了預審資料，我必須向一位被稱作「報告員」的女性理事會會員解釋資料內容，而這位女性會員的診所位於巴黎城外。

我詢問律師：「我是不是可以冒個險，到了聽證會當天再把資料（內容相當簡單）提交給八位法官？如果因此不幸敗訴，我願自行負責。」

「不可能！訴訟程序就是訴訟程序！」我的律師半威脅、半開玩笑的要求我：「不要低估國家的權力。」

於是我去了「報告員」的診所，還因此迷路（那年頭沒有GPS）。我和這位迷人的女性同業見面，順便向她抱怨訴訟程序。她表示同情並告訴我：有一位心理醫師將和我在同一天接受審理，他遭女病患控訴的原因是——他沒有接受和女病患一起睡覺！顯然這個案件比我的還更荒唐，「沒有犯下可能會釀成錯誤的行為」居然也成了被傳訊的理由。

「嗯，他和妳一樣得來這裡見我，也必須由一位律師陪同，在他的病人面前出庭應訊，接受八位法官的審判。」這，就是我得到的安慰。

關鍵時刻來臨了。

星期六早上九點到庭應訊（我不再計算處理這件事情到底花了幾個小

時），我的文件一直到九點半才通過。進入法庭之前，我那位一直跟我叨絮絮說個不停的律師，從椅子上站起來，並從他的手提包裡拿出一件黑色長袍，直接套在西裝上。我有點不安的看著他。

當我們進入偌大的法庭，八位法官正環繞U型長條辦公桌，端坐高背椅上等著我們。我沒時間表達我的驚愕。

全場只有我和蘿倫穿便服，坐在小小的椅子上……我們雙方都露出尷尬的表情，她甚至沒有律師陪同，讓我感到慚愧及同情。我們互相對看了一下，似乎彼此一樣抱歉；我甚至一度想上前和她握個手，然後跟她說：「我很後悔沒有妥善處理當時的狀況。」我想我們應該可以笑著談論她在候診室造成的混亂局面，還有她半裸走進麻醉醫師辦公室時，麻醉醫師那目瞪口呆的表情。

開庭由指控方首先發言。她畏縮羞澀的說明自己投訴的理由，並表示除了生我的氣以外，沒有遭受任何損失，落得現在不知道該找誰繼續乳房重建，完成乳暈和乳頭的部分。這聽起來確實很悲傷。

我的律師開始辯護。為了一件其實只要病人和我稍微討論就可以解決的事，他幫我當成刑事案件一般說道：「我的客戶曾任巴黎醫院住院實習醫師和巴黎醫院臨床助理主任，是醫學院的資優生（一個沒有任何意義的頭銜，充其量只能表示我從二年級到六年級都沒被留級過），也是出版過著作的作者……。」我有一種在重罪法庭受審的感覺。

我試圖介入，想證明自己在他口中的「刑事現場」，沒有殺任何人。現場八位法官和我的律師聯合起來狠瞪我，只有蘿倫噗哧一聲笑了出來。我們兩個妳看我，我看妳，像是在操場上吵完架的小女生。

最後我沒被定罪，但事情沒有就此結束。

無緣無故被醫師公會理事會傳喚，導致我的保險公司認為我應該是個蠢蛋，或是反社會人格，也可能兩者皆是，於是寄了一張通知給我，要求

47 醫師有義務去學習如何面對這群人

我必須參加講習，學習如何面對難以應付的患者。我想跟他們商量，允許我可以不去，但最終沒成功。

我覺得自己又被強迫去做什麼事，而且同樣是星期六。我在一家毫不起眼的飯店會議室裡，身邊還有其他反社會人格的外科醫師，我們坐著椅子圍成一圈。

這個聚會就像匿名戒酒會一樣，我們逐一自我介紹並坦承自己犯的錯誤。其中一位外科醫師拒絕延長停工時間，最後侮辱了病患；另一位沒有用人道方式處理病人的併發症；還有一位在吵吵鬧鬧的夫妻離婚事件裡左右為難……在座的外科醫師中剛好有我認識的，其中幾位很優秀。看來有反社會人格並不代表是糟糕的外科醫師，這樣我就對自己放心了。

在十五個故事和大量笑聲之後，我們紛紛意識到這些情境，都是差不多的狀況。沒錯，我們談論的這些病患（也）具有反社會人格。然而，如果總人口裡有二%是瘋子，就表示**我們的客戶群裡也有二%是瘋子……所**

以我們有義務去學習如何面對這群人，假如我們做不到，那麼每隔六個月就會有醫療糾紛，而每一次都會花掉我們二十幾個小時。

經過這段感動人心的懺悔，我們這一群犯罪人士的午餐時間變得非常搞笑，到了下午每個人也感覺放鬆不少。

後來一位演員來訓練我們管理「難以應付」的病患，期間讓我們進行角色扮演的遊戲。

第一次，他扮演一個令外科醫師抓狂的病患，把一個大塑膠袋裡的東西全部亂倒在辦公桌上，其中包含了各式各樣的檢查輔助用具；接著他不斷要求醫師解釋，卻沒完沒了的一直插話，完全沒在聽醫師說話，還把曾經治療過他的醫師批評得體無完膚，甚至讚揚那些沒有執照的密醫的神奇醫術……當扮演醫師的人好不容易打斷了他，結果這位病患又從頭開始不停插話，還和我們談論隔壁假想女病患的症狀，認為她的症狀跟他一樣。

外科醫師反駁他，像個新手醫師一樣被他耍得團團轉，後來受到在旁狂笑不已的其他外科醫師鼓舞，差點跳到桌上掐假病患的脖子。

接著互換角色，演員扮演醫師，外科醫師扮演病患。接下來，我們參與了一場門診的震撼教育，個個看得目瞪口呆……只見外科醫師非常激動的扮演發瘋的病人（他非常懂得怎麼做，感覺是來自真實生活經驗），而現實生活裡不是醫師的那位演員，用溫柔、堅定和不可思議的效率穩定對方的情緒。

這位演員教我們一套解決步驟：

1. 做出判斷，了解這位病人是「難以應付」的。
2. **讓病人說話，不要打斷**（這可能會持續一段時間，但我們可以利用這個機會，回想過去自己因為失去冷靜所付出的時間代價）。
3. **以正向方式，重新整理病患所說的話**。
4. 提出一個能夠讓對方不再蠻橫無理的解決方法。

其餘課程主要用於**辨識不應該替他動刀的病人**，而這些病人很可能為此提告……。

我走出講習會議室，慶幸自己剛剛的時間都沒有白費。但他們還是沒有回答這個問題：若有一個反社會性格的人需要動手術，那該如何進行？

我的整型日記

僵而不屈

二月十八日星期六

該是我停止玩火的時候了。

放棄的念頭令我沮喪。我覺得自己太老了，老到無法做整型手術；腦袋也僵住了，僵到無法讓生理的改變影響心理……不管是心理還是生理，我都不想再改變了。

放棄。

但我仍渴望整型，亟欲為生理及心理帶來變化，讓自己既能靈活運動身體，也能改變生活、思想和觀點……。

48

四十分鐘之後 成為我養女的陌生女孩

我的高中朋友席爾維（Sylvie）有個厭食症的妹妹，全家人都對她的體重提心吊膽。席爾維告訴我，她妹妹每餐都會在自己的盤子上，將食物分類為「要小心的」和「不用小心的」；她聽到她妹妹在廁所裡催吐，讓自己把吃進去的東西吐出來，還在精神科醫師做家庭諮詢時，親耳聽到妹妹對她父母的不實描述……席爾維的生活、學業成績、各種問題都是次要的，一切都圍繞著拒絕進食的妹妹打轉。

在一個家庭中，只要有一個孩子出問題，其他人都會跟著受苦。如果利用他人對於厭食症的同情，並加以操弄時，那簡直是地獄……。

維洛妮卡（Véronique）為了切除乳房預約門診。我原本以為是一位帶有乳癌變異基因的年輕女孩，想要做預防性切除手術。但維洛妮卡沒有癌症，也不認為自己是男生（她穿了一件洋裝），她只是不想和她的乳房共同生活。

不等維洛妮卡在我面前坐下，我已經診斷出她患有厭食症——這個身高約一百七十公分的女孩，體重目測不超過四十五公斤。在維洛妮卡開口之前，名義為「切除乳房」的看診其實已經結束。

她從很遠的地方過來，對於這一次的診療懷抱許多希望。看著她的淚容，我深感同情，準備利用半小時和她談談。我認為這半個小時的談話是我的義務，畢竟她預約了門診，而且都來到這裡了……。

我嘗試安慰她，並傾聽她說話。我知道她即將開始操弄我的同情，但我也知道自己絕不會替她做乳房切除手術。

維洛妮卡非常聰明。她今年十九歲，曾多次住院，也很確定面對厭食症這種可怕的疾病時，醫師往往無能為力。她自己也同意這是一種病。

她和我談到她的家庭：母親很漂亮，雙親離婚之後又各自再婚。維洛妮卡覺得自己很惹人厭，難怪父母都想要把她推給對方。這點我很相信，因為我自己也常思考等一下能把小孩塞給誰照顧。

維洛妮卡顯然持續在找一位女心理醫師看診，那位心理醫師可能跟她說過：去看看整型醫師是個好主意，了解他們能為厭食症患者做些什麼。

我不打算打電話給她的心理醫師，也不需要心理醫師的意見，因為我不會替她動手術的。我會讓自己好好的從這件事情脫身。

維若妮卡說所有人都想擺脫她，想盡辦法讓她消失，這也是她嘗試去做的——不吃東西好讓自己消失……語畢，她倒在我的懷裡，眼裡噙著淚水，央求我幫她做點什麼，著實令人難以抗拒。

48 四十分鐘之後成為我養女的陌生女孩

諮詢到最後，維洛妮卡總算停止哭泣，說我讓她感覺好多了，並問我是否可以不時和她見面。由於不太放心她，可能也對自己有能力幫助她而感到得意，加上我拖到了下一診的時間，候診室病患已經等得不耐煩了，我便匆匆給她手機號碼，允諾改天和她一起吃個午飯。鬆手不管一位溺水者是很難做到的，尤其對醫師而言。

她表示這個午餐邀約對她來說極其重要，她會準備好，並想想那天要點什麼，還要兩天前就開始不吃東西。我頓時感覺自己做了一件蠢事。

她又問了一些關於我生活的問題，我統統如實回答——我有和她年齡相仿的小孩。我們是重組家庭，孩子共有五個。

她接著感嘆他們好幸運，既然我已經有這麼多的小孩，是不是願意把她當作女兒看待，甚至真的把她當成女兒？

到了這個節骨眼，我意識到自己已被引導到完全超出預期的方向——一個全然陌生的女孩走進了我的辦公室，四十分鐘後當她走出去時，竟成了我的養女！就連我自己也不敢相信，我怎麼會任她擺布到這種地步？

維洛妮卡總在極度憂傷的狀況打電話給我。她通常獨自待在房間裡，父母、朋友都不在身邊；由於不吃東西，她的體重變得更輕了，親人們都很擔心，但她為了逃避住院，開始躲避親人……我了解到她正在「複製」我的朋友席爾維描述的狀況，時刻處在緊急狀態，而所有的事情都必須停擺以便好好照顧她，同時犧牲別人。

我十二歲的女兒看我和「養女」講了好幾個小時的電話，便以「絕食抗議」來威脅我，這不僅僅是因為我工作太多，也不僅僅是因為在學校裡，她都要很麻煩的向別人解釋異父異母的手足，而是我竟然收養了他們根本不認識的孩子……。

於是我把自己的名字，加進過去曾經放棄維洛妮卡的長名單裡。

49

我身上做過哪些整型手術

二十五歲時，我做了生平第一次整型手術。因為我的鼻子比較大，我又不想在鼻子上動刀，所以我選擇施作下巴整型術（將後縮的下巴往前推出），在視覺上讓鼻子不再那麼突兀。沒有人注意到我的下巴推出了五公釐，但我的鼻子真的看起來比較小了，我好愛這個樣子，更喜歡這種能夠改變和自由選擇的暢快感覺。

我知道將來我會再做別的整型手術。

三十歲時，我做了大腿抽脂手術。因為橘皮組織（cellulite，指皮下脂肪有些凸出物凸出到真皮，導致皮膚表面凹凸不平，就像橘子的表皮）的關係，所以我一直不喜歡自己的腿，也從不穿短褲或迷你裙……抽脂後亦是如此，但我開始可以很自在的穿著貼身的衣服。我記得手術後幾天，我穿了一件紅色的貼身連身裙，霎時間覺得這種轉變，比一向都擁有如此勻稱的腿部線條還值得驕傲，簡直高興得要飛上天。

三十四歲時，我做了豐額手術。當時我和一位使用珊瑚微球粒（oral microsphere）塑造骨頭立體線條的整型醫師一起共事，他在我的額頭上注射了一點。當天晚上我到朋友家作客吃飯，兩眼腫得像被揍過。我的朋友們覺得很恐怖，我卻對於額頭變得飽滿感到開心，可惜美中不足的是，兩眼瘀青腫脹處有硫化物的味道。

對於整型美容手術，要麼保持祕密，要麼勇於承擔，從來不會是件可恥的事。

四十歲時，我做了上眼皮手術，改善眼皮鬆弛、兩眼無神。

49 我身上做過哪些整型手術

四十五歲時，我做了乳房植入手術，後來取出，最後又植入新的。

五十歲左右，我做了拉提手術。

兩個月前，我更換了乳房填充物，也讓眼皮變得更平滑。後來，我甚至自行在臉上注射了玻尿酸和肉毒桿菌。

儘管我也會怕有一天，自己成為所謂的「整型手術犧牲者」，我也不打算就此打住。

我的整型日記

對自己的身體負責

二月二十日星期一

我收到一位女病患的來信，非常有意思，惹得我發笑。她今年七十八歲，想要做無數次的乳房整型手術，還和我談到她那瘋狂迷戀她的丈夫。

我思考自己到了她的年紀，想要成為什麼樣的女人。儘管我還不清楚她現在的乳房外觀和狀況如何，但我贊同和她一樣，就算術後的乳房對我來說很醜，還有疤痕，甚至可以清楚看出隆乳的痕跡，連丈夫都對它們興致缺缺，那也無妨。

我覺得至少要像她一樣，在女性特質以及感情生活的欲望、歡愉裡充滿活力，而不是活在一副沒有受到絲毫關愛、連討論的興致都沒有的身體裡。

就這樣，我毫不猶豫的走進整型手術犧牲者的陣營，因為我總有一天會看起來假假的，這無庸置疑。

當我正式宣布這個明確的訊息，艾曼紐說他一定會離開我，因為他不打算出現在一個臉部膨脹緊繃、嘴唇腫成鴨子嘴、且眼睛瞪大如牛的女人身邊。於是我面臨了一道選擇題：是要成為一個臉部膨脹緊繃的棄婦，還是委屈自己，再也不整型？

我告訴他：「我會找到一位男人，懂得欣賞臉部膨脹緊繃的老女人。」

來找我看診的女病患中，大多數的感情生活和性生活皆頗富情趣，身邊都有寵愛她們的男人相伴。這讓我寧願聽從自己的欲望，而不是屈就於現況。

我會對自己的身體負責，並且努力維護。

50 願能好好變老

喬艾勒（Joelle）今年六十歲，罹患了轉移性乳癌，雖無法治癒，但至少可以維持乳房的現狀，持續和諧共處。

她來找我做醫學美容。

在我的示意下，她躺到椅子上，閉起眼睛。趁著瓦萊麗準備海藻酸鹽敷料面膜的時候，我替她注射了肉毒桿菌和玻尿酸。接著，我拿起桌上的一把液氮槍，不消幾分鐘，便消除了她胸口和手上的褐斑。

療程結束時，喬艾勒凝視鏡中的自己，高興的塗上口紅，並帶著迷人的笑容對我說：「願能好好變老。」

我們一致同意這是最好的人生劇本。

致謝

感謝我的經紀人奧利維亞・魯賓斯坦（Olivier Rubinstein），沒有他，我不會出版這本書。

感謝珊卓拉・巴施（Sandra Basch），沒有她，我不會寫這本書。

感謝席爾維・德拉旭（Sylvie Delassus）相信我，並感謝戴伯拉・卡—思利貝（Debora Kahn-Sriber）、蘇勒維・得・派朗克特（Solveig de Plunkett）和娜塔莉・達米柯（Nathalie D'Amico）幫助我。

感謝喬治（Georges）以及孩子們一直以來的支持，同時感謝弗烈德利克（Frederique）、穆里爾（Muriel）、莫尼克（Monique）、娜塔莉（Nathalie）和勒內（Rene）的閱讀和建議。

最後，感謝所有讓我有所啟發的患者，還有所有替我手術的整型外科醫師。

國家圖書館出版品預行編目（CIP）資料

整型檯上的人生：「看不出來」的完美，最痛苦。怎樣的結果才叫成功？／伊莎貝拉．薩爾法提（Isabelle Sarfati）著；黃明玲譯.--初版.--臺北市：大是文化，2019.06
304 面；14.8×21公分.--（Style；029）
譯自：HISTOIRES PLASTIQUES
ISBN 978-957-9654-11-1（平裝）

1. 整型外科　2. 美容手術

416.48　108006109

Style 029

整型檯上的人生

「看不出來」的完美，最痛苦。怎樣的結果才叫成功？

作　　者／伊莎貝拉．薩爾法提（Isabelle Sarfati）
譯　　者／黃明玲
責任編輯／張慈婷
校對編輯／魏志祐
美術編輯／張皓婷
副總編輯／顏惠君
總 編 輯／吳依瑋
發 行 人／徐仲秋
會　　計／林妙燕
版權主任／林螢瑄
版權經理／郝麗珍
行銷企劃／徐千晴
業務助理／王德渝
業務專員／馬絮盈
業務經理／林裕安
總 經 理／陳絜吾

出 版 者／大是文化有限公司
臺北市 100 衡陽路 7 號 8 樓
編輯部電話：（02）23757911
購書相關資訊請洽：（02）23757911 分機122
24小時讀者服務傳真：（02）23756999
讀者服務E-mail：haom@ms28.hinet.net
郵政劃撥帳號 19983366　戶名／大是文化有限公司

法律顧問／永然聯合法律事務所
香港發行／里人文化事業有限公司　“Anyone Cultural Enterprise Ltd”
地址：香港新界荃灣橫龍街 78 號　正好工業大廈 22 樓 A 室
22/F Block A, Jing Ho Industrial Building, 78 Wang Lung Street, Tsuen Wan, N.T., H.K.
電話：（852）24192288 傳真：（852）24191887

封面設計／林雯瑛
內頁排版／顏麟驊
印　　刷／緯峰印刷股份有限公司

出版日期／2019 年 6 月初版
定　　價／新臺幣 340 元
I S B N　978-957-9654-11-1